# Kliniktaschenbücher

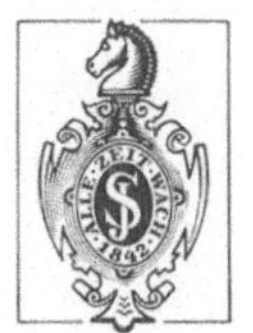

Hubert Kretschmer

# Akutbehandlung des Schädel-Hirn-Traumas

Mit 26 Abbildungen

Springer-Verlag
Berlin Heidelberg New York Tokyo

Professor Dr. med. H. KRETSCHMER
Chefarzt der Neurochirurgischen Abteilung
des Knappschaftskrankenhauses
Dorstener Straße 151
D-4350 Recklinghausen

ISBN-13: 978-3-540-15005-3     e-ISBN-13: 978-3-642-95464-1

DOI: 10.1007/978-3-642-95464-1

CIP-Kurztitelaufnahme der Deutschen Bibliothek
Kretschmer, Hubert:
Akutbehandlung des Schädel-Hirn-Traumas / Hubert Kretschmer.
– Berlin ; Heidelberg ; New York ; Tokyo : Springer, 1985.
  (Kliniktaschenbücher)



2122-3130/543210

# Vorwort

Die Vielzahl schwerer Schädel-Hirn-Verletzungen mit oft ungünstiger Prognose stellt alle an der Versorgung solcher Verletzter Beteiligten vor schwere Aufgaben. Zur Verbesserung der Heilungs- und Überlebenschancen muß unser Bemühen auf ein lückenloses Ineinandergreifen aller organisatorischen und medizinischen Maßnahmen vom Unfallort über den Transport bis zur Spezialabteilung gerichtet sein.

Die chirurgisch-technischen Möglichkeiten der operativen Behandlung sind ausgereift und lassen grundsätzliche Verbesserungen in absehbarer Zeit kaum erwarten. Ebenso hat die instrumentelle Diagnostik lebensbedrohlicher Verletzungsfolgen seit Einführung der axialen Computertomographie und der Hirndruckmessung einen hohen Stand erreicht. Nicht immer und überall aber steht dieses technische Optimum zur Verfügung. Zudem gelangt nur der kleinere Teil der Verletzten primär in eine entsprechend ausgestattete Spezialabteilung.

Hauptanliegen dieses Kompendiums ist es, dem mit der Primärversorgung Schädel-Hirn-Verletzter konfrontierten Arzt Anregungen und praktische Hinweise für die Akutversorgung, Differentialdiagnose und Indikationsstellung zu weiterführenden Maßnahmen zu geben. Dabei wurde besonderer Wert auf die Sofortmaßnahmen gelegt, da schon in dieser Phase die Weichen für den weiteren Verlauf gestellt werden.

Der Bedeutung der axialen Computertomographie entsprechend, wurden von den wichtigsten Verletzungsfolgen entsprechende Beispiele zur Illustration ausgewählt. Für die Überlassung des Bildmaterials danke ich Herrn Prof. Dr. K. Voigt, Direktor der Neuroradiologischen Abteilung der Eberhard-Karls-Universität Tübingen. Für den Interessierten wurde eine begrenzte Auswahl weiterführender Literatur zusammengestellt.

Recklinghausen                                     H. KRETSCHMER

# Inhaltsverzeichnis

# 1 Epidemiologie

In der Bundesrepublik Deutschland ist jedes Jahr mit etwa
200 000 Schädel-Hirn-Verletzungen zu rechnen, von denen 20% als
potentiell lebensgefährlich einzuschätzen sind. Am häufigsten (in
50–60%) sind sie Folge von Unfällen im Straßenverkehr, die in den
letzten Jahren ständig zugenommen haben. An den tödlichen Verkehrsunfällen sind die Kopfverletzungen mit etwa 70% beteiligt. In
der Häufigkeit folgen als Unfallursachen Sport und Spiel (30–40%)
und Arbeitsunfälle.
Einen wesentlichen ätiologischen Faktor stellt der übermäßige Alkoholgenuß dar (bei 15–20% der stationär zu behandelnden Patienten,
unter Einbeziehung der ambulanten Fälle 60%). An den tödlich verlaufenden Unfällen ist Alkoholeinwirkung in 30–50% mitbeteiligt.
Die Altersverteilung Schädel-Hirn-Verletzter läßt typische Häufig-
keitsgipfel erkennen: Um das 5. Lebensjahr häufen sich die kindli-
chen Schädelfrakturen, die Mehrzahl meist schwerer Kopfverletzungen bei Zweiradfahrern tritt um das 20. Lebensjahr auf und bei
Fußgängern im höheren Lebensalter finden sich häufig schwere Polytraumen mit Beteiligung des Schädels. Insgesamt überwiegt deutlich das männliche Geschlecht (2–4 mal häufiger als Frauen).
Etwa ⅓ der Schädel-Hirn-Verletzten weist Begleitverletzungen auf,
am häufigsten der Extremitäten, des Thorax, Urogenitalsystems, Abdomens, Beckens, der Wirbelsäule und der großen Gefäße. Besonders zu achten ist auf Verletzungen der Halswirbelsäule, die in etwa
10% vorkommen und häufig anfangs übersehen werden.

# 2 Klassifizierung

Die Einteilung der Schädel-Hirn-Traumen wird ständig diskutiert und modifiziert. Aus praktischen Erwägungen sollte eine solche Einteilung unkompliziert sein, zu jedem Zeitpunkt eine Beurteilung des Verletzten erlauben und prognostische Schlußfolgerungen ermöglichen. Nach dem äußeren Aspekt sind zunächst offene und geschlossene Verletzungen zu unterscheiden:

Zu den *offenen Verletzungen* gehören alle, bei denen die Dura eröffnet wurde. Dies ist bei klaffenden Kopfschwartenverletzungen mit ausgedehnten Schädelfrakturen am Austritt von Liquor oder Hirngewebe leicht zu erkennen. Aber auch Schädeltraumen ohne äußerlich erkennbare Verletzungsfolgen, die häufigen fronto- und laterobasalen Schädelverletzungen, können zu Durazerreißungen an der Schädelbasis führen. Über die pneumatisierten Räume der Nasennebenhöhlen und des Warzenfortsatzes besteht jedoch eine Verbindung zur Außenwelt, über die u. a. Infektionserreger eindringen können. Deshalb sind auch solche Verletzungen als „indirekt offen" zu betrachten und zu behandeln.

Unter den *geschlossenen Verletzungen* hat sich die klassische Einteilung in Commotio und Contusio cerebri als klinische Syndrombegriffe bis heute erhalten:

*Commotio cerebri:* Folge einer stumpfen Gewalteinwirkung mit initialer Bewußtseinsstörung, retrograder Amnesie, Übelkeit und Erbrechen ohne morphologisch faßbare Veränderungen; die einzelnen Symptome sind nicht obligat und bilden sich rasch zurück.

*Contusio cerebri:* umschriebene oder diffuse Prellung bzw. Quetschung des Hirngewebes mit nachweisbaren morphologischen Veränderungen sowie typischen Allgemeinsymptomen, neurologischen Ausfallerscheinungen und vegetativen Symptomen, die zu bleibenden Defekten führen können.

2

Der früher übliche unscharfe Sammelbegriff der *Compressio cerebri* beinhaltet sekundäre traumatisch bedingte intrakranielle Drucksteigerungen (Hämatom, raumfordernde Kontusion, Hirnödem) und sollte in dieser globalen Weise nicht mehr verwendet werden.

Nach der Dauer der klinischen Ausfallerscheinungen und ihrer Rückbildungsfähigkeit haben TÖNNIS und LOEW folgende dynamische Gradeinteilung vorgeschlagen:

*Grad 1:* flüchtige Symptomatik, höchstens 3–4 Tage andauernd. Initiale Bewußtlosigkeit maximal 1 Stunde. Nach wenigen Wochen arbeitsfähig, keine Restbeschwerden.

*Grad 2:* objektiv nachweisbare zerebrale Symptomatik klingt innerhalb von 3 Wochen ab. Initiale Bewußtlosigkeit maximal 24 Stunden. In der Mehrzahl Beschwerdefreiheit mit voller Erwerbsfähigkeit, in geringerer Zahl mäßige Einschränkung der beruflichen Einsatzfähigkeit.

*Grad 3:* objektive Symptomatik länger als 3 Wochen andauernd. Initiale Bewußtlosigkeit maximal 1 Woche. In einem hohen Prozentsatz Restbeschwerden und bleibende Erwerbsminderung.

*Grad 4:* Bewußtseinsstörungen länger als 1 Woche andauernd. Es bleiben schwere neurologische und/oder psychopathologische Defekte bestehen.

Diese Einteilung ist für die abschließende Beurteilung und Begutachtung Schädel-Hirn-Verletzter gut brauchbar, nicht aber für die Erstuntersuchung, da zu diesem Zeitpunkt die Reversibilität der einzelnen Symptome nicht abgeschätzt werden kann. Es empfiehlt sich deshalb in der Akutphase zunächst das folgende deskriptive Klassifizierungsschema:

1. Verletzungen der Kopfschwarte
2. Frakturen des Hirnschädels
   2.1. Frakturen des Schädeldachs
   2.2. Frakturen der Schädelbasis
   2.3. Frakturen mit Beteiligung der pneumatischen Räume (Leitsymptom: Liquorrhoe, Pneumatozele)
3. Direkte und indirekte Hirnschädigung
   3.1. Gedeckte Hirnschädigungen

3.1.1. Commotio cerebri
3.1.2. Contusio cerebri
3.1.3. Intrakranielle Raumforderungen (Hämatom, raumfordern-
      de Kontusion, Hirnödem)
3.2. Offene Hirnverletzungen (Kriterium: Duraverletzung)

Diese Klassifikation schließt selbstverständlich die Kombination mehrerer Verletzungsformen nicht aus.

In der klinischen Praxis hat sich folgende Einteilung bewährt, die auch prognostische Schlüsse erlaubt:

---

*Leichtes Schädel-Hirn-Trauma:* Bewußtlosigkeit bis 1 Stunde Dauer;

*Mittelschweres Schädel-Hirn-Trauma:* Bewußtlosigkeit bis 24 Stunden Dauer;

*Schweres Schädel-Hirn-Trauma:* Bewußtlosigkeit über 24 Stunden Dauer oder, bei Zeichen der Hirnstammdysfunktion, über 6 Stunden Dauer.

---

# 3 Mechanogenese, Pathomorphologie und Pathophysiologie

Das Auftreten einer äußeren Gewalt auf den Schädel führt zu pathologischen Veränderungen im Schädelinneren, die von Größe, Masse und Geschwindigkeit des Stoßkörpers, Stoßrichtung und Bewegungszustand des Schädels abhängig sind. Bei *scharfen Gewalteinwirkungen* werden die bedeckenden Weichteile, Schädeldach, Hirnhäute und Gehirn verletzt – die Folge ist eine Hirnwunde. *Stumpfe Gewalteinwirkungen,* die den Schädel breitflächig treffen, können den Schädelknochen deformieren und frakturieren, die Dura bleibt jedoch meist unverletzt. Die Auswirkungen am Gehirn sind in erster Linie vom Bewegungszustand des Kopfes abhängig.

Am *fixierten Schädel* bewirkt eine großflächige Druckbelastung ein *Kompressionstrauma* mit Biegungs- und Berstungsfrakturen. Kleinflächige Belastungen von hoher Geschwindigkeit führen zum *Impressionstrauma* mit lokaler Knocheneindellung und (eventuell) Biegungsbruch. Unterhalb des eingedellten Knochens können durch lokal reduzierten Druck Kavitationen auftreten, die zu Kontusionsschädigungen führen (Abb. 1).

Am *frei beweglichen Schädel* kommt es zum *Beschleunigungstrauma,* wenn der Verlauf der Stoßachse annähernd durch den Schädelmittelpunkt verläuft (Translationstrauma), die Schädelbewegung abgebremst und das Gehirn dabei gegen die Schädelinnenwand gedrückt wird. Es resultiert ein positiver Druck an der Stoßstelle, ein negativer Druck an der Gegenstoßstelle (Contre-Coup-Herd, Abb. 2). Vorzugsweise in der Unterdruckzone des Gegenpols treten *Rindenprellungsherde* auf, das morphologische Substrat der *Hirnkontusion.* Diese Herde finden sich bei okzipitaler Gewalteinwirkung meist an der frontoorbitalen Basis (Abb. 2a), auch bei frontaler Gewalteinwirkung überwiegen frontal und frontobasal (Abb. 2b). Bei seitlichem Aufprall sind in ⅓ reine Gegenstoßherde und nur in ¹⁄₁₀ Stoßherde zu

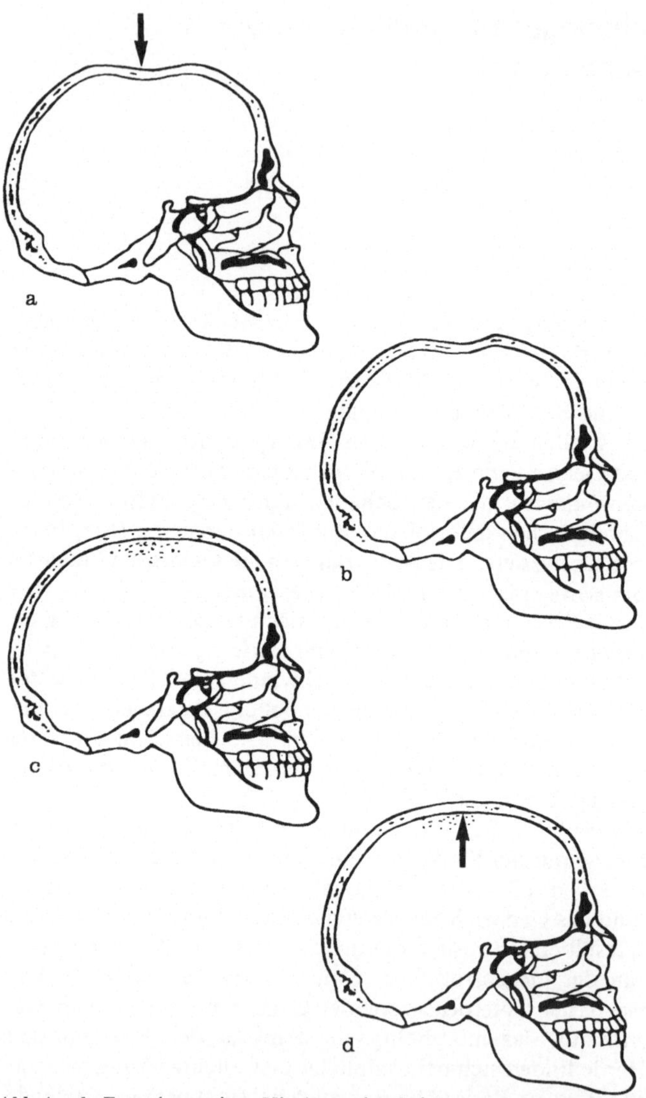



**Abb. 1a–d.** Entstehung einer Hirnkontusion bei Impressionstrauma durch lokal reduzierten Druck mit Kavitationswirkung (Abb. 1, 2, 3, 4, 5, 26 aus: H. Kretschmer, Scripta medica merck 16, 1981)

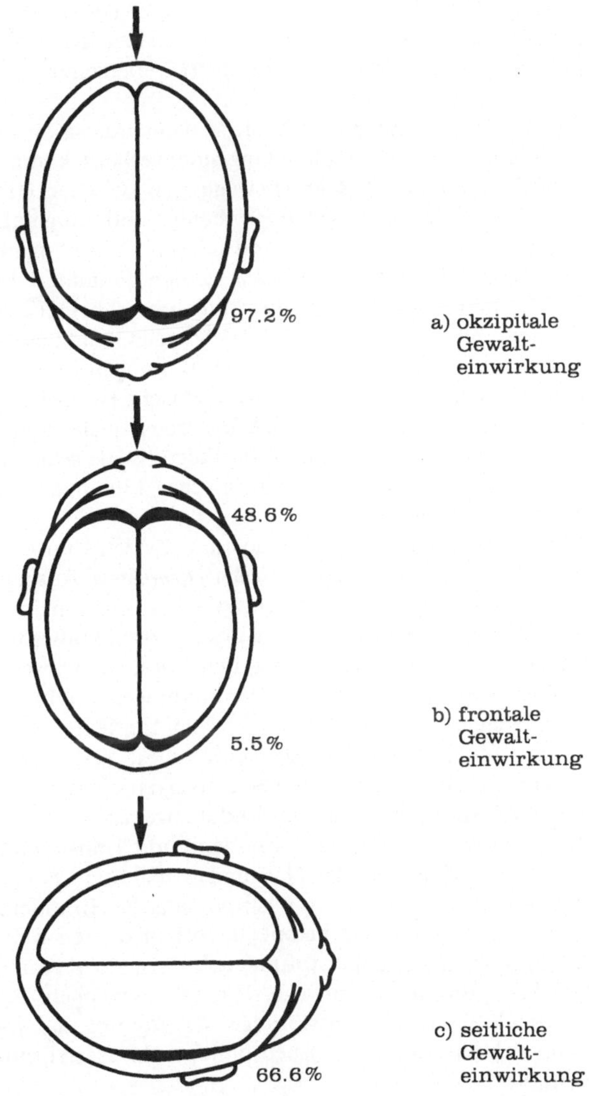


**Abb. 2a–c.** Häufigkeit und Lokalisation der Rindenprellungsherde bei verschiedenen Gewalteinwirkungen

erwarten (Abb. 2c). Verletzungen von unten (Boxhiebe, Schußverletzungen) bewirken überwiegend Herde im basalen Frontal- und Temporallappen, Schläge von oben meist Verletzungen an Hypophyse und Chiasma opticum.

Da die Stoßrichtung jedoch meist nicht translatorisch durch den Schädelmittelpunkt, sondern tangential verläuft, kommt es zu einem *Rotationstrauma* mit Relativbewegungen zwischen Hirn und Schädelkapsel, die zu Einrissen in Hirnhäuten und Blutgefäßen mit nachfolgenden subarachnoidalen und subduralen Blutungen führen.

Als *primär-traumatische Schäden* werden die unmittelbaren Folgen der mechanischen Gewalteinwirkung bezeichnet. Hierzu zählen die Rindenprellungsherde, Gefäßverletzungen mit nachfolgenden intrakraniellen Blutungen, rhektische Blutungen in Hirnstamm, Balken und Stammganglien sowie traumatische Hirnsubstanzdefekte.

Die *sekundär-traumatischen Schäden* treten nach einem unterschiedlichen Intervall auf und sind die Folge hypoxischer oder ischämischer Zellveränderungen, traumatischer Blutungen und Nekrosen oder eines Hirnödems.

Von großer prognostischer Bedeutung für den klinischen Verlauf ist die Entwicklung des *traumatischen Hirnödems*. Ausgangspunkt seiner Entstehung ist eine Permeabilitätsstörung in der Blut-Hirn-Schranke, die aus der Membran des Astrozytenfußes und der Basalmembran der zugehörigen Kapillare besteht. Dieser endotheliale Zellverband wird durch dichte Verbindungen („tight junctions") zusammengehalten. Durch traumatische Einflüsse oder Zellschädigungen unterschiedlicher Art werden diese Verbindungen geöffnet und die Schranke verliert ihre Selektiveigenschaften. Es kommt zum Wassereinstrom zwischen die Endothelzellen der weißen Substanz (extrazelluläres, vasogenes Hirnödem) und Transmineralisation (intrazelluläre Zunahme der Natriumkonzentration bei Abnahme der Kaliumkonzentration). Das posttraumatische Hirnödem entsteht zunächst lokal oder lokal betont. Beim Hinzutreten weiterer Kausalfaktoren (Schock, Sauerstoffmangel aus extrazerebralen Ursachen wie Verlegung der Atemwege, Thoraxverletzungen, Blutverlust sowie zerebrale Regulationsstörungen der Atmung und des Kreislaufs) kann sich daraus ein lebensbedrohliches diffuses Hirnödem entwickeln.

Infolge der Wassereinlagerung in das Hirngewebe nimmt das intrakranielle Volumen zu, es entsteht ein *Hirndruckzustand*. Im Erwach-

senenalter ist die Schädelkapsel unnachgiebig, und eine Kompensation des vermehrten Hirnvolumens bis maximal 10% des Schädelvolumens ist nur sehr begrenzt auf Kosten des Liquorraums (70–150 ml) möglich. Bei Kindern bestehen bei langsamer Volumenvermehrung noch zusätzliche Kompensationsmöglichkeiten (Vorwölbung der Fontanellen, Verbreiterung der Schädelnähte), im höheren Lebensalter ist zusätzlicher Raum durch die als Folge der Hirnatrophie erweiterten inneren und äußeren Liquorräume vorhanden. In der Anfangsphase kann somit das zunehmende Volumen durch Liquorverdrängung aus den Ventrikeln und dem Subarachnoidalraum noch ausgeglichen werden (Druck-Volumen-Kompensation), wenn die Reserveräume erschöpft sind (Druck-Volumen-Dekompensation) treten durch die Kompression der oberflächlichen Hirnvenen und präsinusoidaler Brückenvenenabschnitte eine zusätzliche Steigerung des Hirnblutvolumens und nachfolgend *Hirnmassenverschiebungen* in charakteristischer Weise ein. Zuverlässige klinische Frühsymptome der akuten traumatischen Hirndrucksteigerung gibt es nicht, da sich primäre Hirnschäden, gerichtete und allgemeine Hirndruckwirkungen unterschiedlich kombinieren können (Abb. 3).
Lateral gelegene Raumforderungen pressen die unterhalb des freien Falxrandes gelegenen Hirnteile (Corpus callosum, Gyrus cinguli) zur Gegenseite *(suprakallosaler, zingulärer Druckkonus)*. Bei starker, einseitig betonter Drucksteigerung oder axialer Hirnmassenverschiebung in rostral-kaudaler Richtung werden die mediobasalen Schläfenlappenanteile durch die basalen Zisternen bis in den Tentoriumschlitz gepreßt *(tentorieller Druckkonus)* und komprimieren Zwischen- und Mittelhirn, Gefäße, Hirnnerven und den homolateralen Hirnschenkel; die Folge ist das *Mittelhirn-Syndrom* mit tiefer Bewußtlosigkeit, Störungen der Pupillomotorik, Beuge-Streckhaltung der Extremitäten sowie Störungen des Kreislaufs und der Atmung (vergl. S. 61). Durch fortbestehende Drucksteigerung setzt sich die Massenverschiebung weiter nach kaudal fort, wodurch die Kleinhirntonsillen in den Spinalkanal hineingepreßt werden; es resultiert das Bild des *Bulbärhirn-Syndroms* mit atonischer Körperhaltung, Areflexie, tiefer Bewußtlosigkeit, Ausfall der Pupillomotorik, Bradykardie und Atemstillstand (vergl. S. 62).
In der Pathophysiologie des Hirndrucks spielt auch die *Hirndurchblutung* eine bedeutsame Rolle. Unter Normalbedingungen wird die

Hirndurchblutung über einen weiten Blutdruckbereich konstant gehalten (zerebrale Autoregulation). Nach schweren Schädel-Hirn-Traumen geht dieser Regulationsmechanismus verloren. Der abfallende Perfusionsdruck wird zunächst durch eine Weiterstellung der Hirngefäße kompensiert. Bei vollständigem Ausfall der Autoregulation ist die Hirndurchblutung schließlich nur noch vom Systemblutdruck und der Höhe des intrakraniellen Drucks abhängig. Häufig kommt es bei einer starken intrakraniellen Drucksteigerung zu einem Anstieg des systemischen Blutdrucks (Kocher-Cushing-Reflex), allerdings erst bei einem Druckgefälle, das nahe dem Verschlußdruck der Kapillaren liegt. Dieser Mechanismus ist somit nicht in der Lage, eine annähernd normale Hirndurchblutung zu gewährleisten. Die kritische Grenze des *zerebralen Perfusionsdrucks* ( = Differenz zwischen systemischem Blutdruck und Hirndruck) liegt bei 50–60 mm Hg. Wenn der intrakranielle Druck schließlich den dia-

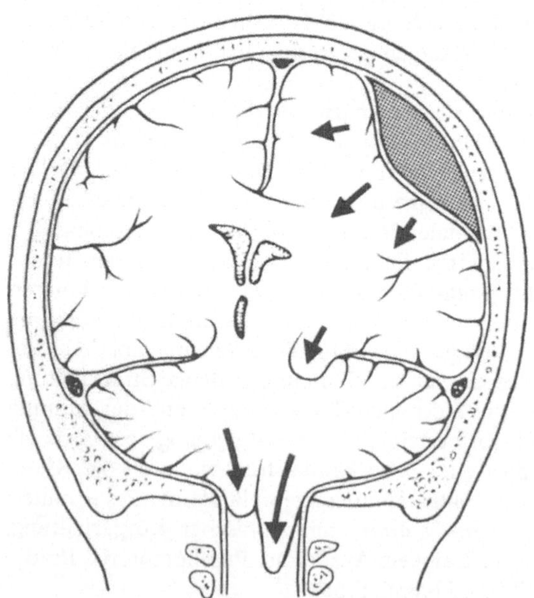

**Abb. 3.** Mittelhirn- und Bulbärhirneinklemmung im Finalstadium einer intrakraniellen Raumforderung am Beispiel eines akuten Subduralhämatoms

stolischen Blutdruck erreicht oder überschreitet, tritt der zerebrale
Kreislaufstillstand ein.
Im Falle einer notwendigen Narkose ist die spezifische Wirkung der
Anästhetika auf Hirndruck, Hirndurchblutung und Hirnstoffwechsel zu berücksichtigen:

- intravenöse Narkotika, vor allem Barbiturate, Etomidate, Benzodiazepine und Fentanyl, nicht aber Ketamin, senken Hirndurchblutung und Hirndruck;
- Inhalationsnarkotika steigern Hirndurchblutung und Hirndruck.

# 4 Erstmaßnahmen am Unfallort

Eine Vielzahl Schädel-Hirn-Verletzter ist deshalb gefährdet, weil vitale Komplikationen nicht oder zu spät erkannt werden. Da die Primärschädigung therapeutisch nicht beeinflußbar ist, müssen alle Anstrengungen der Vorbeugung sekundärer Hirnschäden gelten.

> Das Schicksal eines schwer Hirnverletzten hängt wesentlich davon ab, ob in den ersten 15–30 Minuten nach dem Trauma die entscheidend wichtigen Sofortmaßnahmen eingeleitet werden.

**Aufgaben am Unfallort.**
- Bergung des Verletzten
- Sicherstellung bzw. Wiederherstellung der Vitalfunktionen (Atmung und Kreislauf)
- Herstellung der Transportfähigkeit und Transport zur geeigneten Behandlungsstelle.

Zur Beurteilung der Vitalfunktionen ist schon am Unfallort eine orientierende *Notfalluntersuchung* notwendig.

**Atemfunktion.** Lebensbedrohliche Atemstörungen müssen erkannt und beseitigt werden. Hauptursache ist die Verlegung der Atemwege durch Tonusverlust der Kiefermuskulatur mit Zurückfallen der Zunge sowie Aspiration von Erbrochenem oder Blut bei Verletzungen des Gesichts, des Nasen-Rachen-Raums oder bei Schädelbasisfrakturen. Desweiteren kommen zentrale Atemstörungen (Hyper- oder Hypoventilation) und Thoraxverletzungen (instabiler Thorax, Hämato- und Pneumothorax) in Frage. Die Aspiration stellt in vielen Fällen eine konkurrierende Todesursache dar (bis zu 20%!).

**Kreislauffunktion.** Ein zentral bedingter Kreislaufstillstand ist selten. Häufiger sind Schockzustände aus extrazerebralen Ursachen bei Polytraumatisierten mit Verletzungen des Thorax, des Abdomens, der großen Gefäße, der Extremitäten oder des Beckens. Ein zentraler Schock bei isoliertem Schädel-Hirn-Trauma ist Symptom einer schweren Hirnzerstörung.

**Neurostatus.** Schon am Unfallort erfolgt eine kurze, orientierende Beurteilung des Neurostatus, um die Gefährdungslage des Verletzten einschätzen zu können.

Zur Festlegung der *Bewußtseinslage* genügt eine grobe Einstufung in bewußtseinsklar, bewußtseinsgetrübt und bewußtlos ( = Augen konstant geschlossen). Von großer Bedeutung ist der Verlauf der Bewußtseinslage in der ersten Phase unmittelbar nach der Verletzung: eine primäre, anhaltende Bewußtlosigkeit ist charakteristisch für schwere Hirnkontusionen sowie intrazerebrale und subdurale Blutungen, beim epiduralen Hämatom tritt häufig eine sekundäre Eintrübung nach freiem Intervall ein.

Wichtige Hinweise gibt auch die *Pupillenreaktion*. Durch Schädigung des N. oculomotorius tritt eine Erweiterung der homolateralen Pupille ein. Wenn dies schon unmittelbar nach dem Trauma nachweisbar ist, liegt die Ursache entweder in einer primären Hirnstammschädigung, einer direkten Nervenverletzung im Rahmen einer Schädelbasisfraktur oder einem Bulbustrauma (die beiden letzteren Verletzungsformen gehen nicht immer mit einer Bewußtseinsstörung einher). Häufiger ist jedoch eine sekundäre Pupillenerweiterung durch Druckschädigung des N. oculomotorius bei intrakraniellen Blutungen oder raumfordernden Kontusionen.

*Streckbewegungen* der Extremitäten sind Ausdruck einer primären Hirnstammschädigung oder einer Hirnstammeinklemmung und als Anzeichen einer ernsten Prognose zu werten. Sie sind von den *Krampfanfällen* zu unterscheiden, die Folge einer Hirnrindenschädigung und prognostisch nicht unbedingt ungünstig einzuschätzen sind.

**Lokalbefund.** Eine orientierende Untersuchung gilt auch den äußeren Verletzungsfolgen. Auf eine *offene Hirnverletzung* weisen Austritt von Hirngewebe aus der Wunde oder Hirngewebe und Liquor aus Nase und Ohr hin. Auch mögliche Begleitverletzungen, vor allem

Extremitätenfrakturen und Verletzungen der Halswirbelsäule, sollten schon am Unfallort festgestellt oder ausgeschlossen werden.

Zur Sicherstellung der Vitalfunktionen und Wiederherstellung der Transportfähigkeit sind am Unfallort eine Reihe von *Sofortmaßnahmen* erforderlich:

**Freihalten der Atemwege.** Zunächst muß der Mund- und Rachenraum digital oder mit Hilfe eines Tupfers von Blutkoagula oder Erbrochenem gesäubert werden; lockere Zahnprothesen werden entfernt. Eine Verlegung der Atemwege wird häufig durch das Zurückfallen der Zunge verursacht. Als Erstmaßnahme wird durch den Esmarch-Handgriff (Reklination des Kopfes und Vorziehen des Unterkiefers) die Zunge aus dem Rachenraum herausbewegt. Zur Sicherstellung freier Atemwege wird dann ein Guedel-Tubus oder der nasopharyngeale Wendel-Tubus eingelegt. Vielfach, vor allem bei Blutungen aus dem Nasen-Rachen-Raum, Gesichtsschädelverletzungen, Aspiration, Thoraxwandbrüchen und offenen Thoraxverletzungen sowie zur Beatmung während des Transports ist jedoch eine Intubation erforderlich. Bewußtlose werden in jedem Falle intubiert. Die Sauerstoffversorgung am Unfallort und während des Transports erfolgt zunächst mit einem Beatmungsbeutel, im weiteren Verlauf mit einem Beatmungsgerät.

> Toleriert ein Verletzter den Tubus, so braucht er ihn.

**Aufrechterhaltung der Kreislauffunktion.** Bei manifesten Schockzeichen werden über einen sicher liegenden zentralen Venenkatheter kolloidale Plasmaersatzmittel gegeben, um ein Absinken des zerebralen Perfusionsdrucks zu vermeiden, andernfalls genügt eine Elektrolytlösung. Die Infusion zu großer Flüssigkeitsmengen ist jedoch zu vermeiden, da sie die Entwicklung von Hirnödem und Schocklunge begünstigen. Dehydrierende Flüssigkeiten sind in der Primärbehandlung nicht indiziert, da sie einerseits eine zerebrale Hyperämie mit Hirnvolumenvermehrung bewirken können, andererseits durch raschen Flüssigkeitsentzug zusätzlichen Raum für die Hämatomentwicklung schaffen.

**Hirnödemprophylaxe.** Die wirksamste Hirnödemprophylaxe besteht in der ausreichenden Sauerstoffzufuhr. Da in der akuten Verletzungsphase die zerebrale Autoregulation gestört ist, kann ein Blutdruckabfall nicht kompensiert werden und es drohen Ischämie und Hirnödem. Zur Abdichtung der Blut-Hirn-Schranke ist die sofortige Injektion von Dexamethason (100 mg i. v.) schon am Unfallort angezeigt. Die aggressive Barbiturattherapie sollte nicht am Unfallort eingeleitet werden, da sie die neurologische Beurteilung des Verletzten erschwert; sie wird gegebenenfalls in der stationären Intensivtherapie eingesetzt. Auch Furosemid ist wegen möglicherweise unkontrollierten Verlustes an intravasalem Volumen am Unfallort nicht indiziert.

**Transport.** Vor dem nun erfolgenden Transport in die nächste geeignete Behandlungseinrichtung werden eventuell vorhandene Extremitätenfrakturen provisorisch ruhiggestellt. Offene Schädel-Hirn-Verletzungen werden lediglich mit einem Notverband versorgt, erkennbare Knochenfragmente oder Fremdkörper verbleiben wegen der Gefahr einer bedrohlichen Entlastungsblutung in situ. Bei starker motorischer Unruhe oder Krampfanfällen ist eine medikamentöse Dämpfung angezeigt (z. B. 10–20 mg Diazepam), beim Auftreten von sog. Streckkrämpfen lytische Cocktails (Dolantin, Atosil und Hydergin zu gleichen Teilen). Für den Transport sollte, sofern es die Schocksituation zuläßt, eine Hochlagerung von Kopf und Oberkörper um 30° erfolgen, um den venösen Abfluß aus dem ödemgefährdeten Gehirn zu erleichtern.

Häufigste Fehler bei der Notfallversorgung am Unfallort:

- unsicherer venöser Zugang, Unterlassen der Schockbehandlung,
- ungenügende notfallmäßige Blutstillung,
- unzureichende Sicherung der Atmung bzw. Vorbeugung der Aspiration,
- zu starke, kritiklose Sedierung,
- Einlieferung in ungeeignete Krankenhäuser und damit Zeitverlust.

# 5 Sofortmaßnahmen im erstversorgenden Krankenhaus

**Aufgaben im erstversorgenden Krankenhaus.**
- Kontrolle und Stabilisierung der Vitalfunktionen (Atmung, Kreislauf)
- Erhebung des allgemeinen und neurologischen Befundes
- Feststellung oder Ausschluß schwerwiegender Begleitverletzungen
- Einleitung instrumentell-diagnostischer Maßnahmen (Röntgenaufnahmen, ggf. Computertomographie)
- Indikationsstellung zu weiterführenden Maßnahmen (Sofortoperation, konservative Behandlung, Weiterleitung in die Spezialabteilung)

> Auch nach der Aufnahme im erstversorgenden Krankenhaus haben Atmung und Kreislauf absolute Priorität.

Bei fortbestehendem *Schockzustand* besteht der dringende Verdacht auf eine innere Blutung (Milz, Leber, Niere, große Gefäße, Becken-Oberschenkelfrakturen). In solchen Fällen muß die zerebrale Diagnostik zunächst aufgeschoben werden oder simultan erfolgen.

> Ein manifester Schock, bei isoliertem Schädel-Hirn-Trauma selten, muß den Verdacht auf ernste Nebenverletzungen lenken.

Wenn noch nicht erfolgt, müssen jetzt venöser Zugang, Magensonde und Blasenkatheter gelegt werden.
*Notfallmäßige Laboruntersuchungen:* Hb, HK, Elektrolyte, Blutgase, Blutgruppe.

*Notfallmäßige Röntgenuntersuchungen:* Schädel in 3 Ebenen (a. p., seitlich und halb-axial), Halswirbelsäule (seitlich), Thorax sowie bei Bedarf auch die übrigen Wirbelsäulenabschnitte und die Extremitäten.

Noch in der Reanimationsphase müssen die *vegetativen Funktionen* beurteilt werden. Atemfrequenz, -rhythmus und -tiefe werden festgestellt. Häufig besteht eine *Cheyne-Stokes-Atmung* (periodischer Anstieg und Abfall der Atemtiefe mit apnoischen Pausen), die prognostisch unsicher ist. Ungünstiger einzuschätzen ist dagegen die sog. *Maschinenatmung* (zentrale Hyperpnoe), die regelmäßig, aber stark beschleunigt ist (40–70/min). Die diagnostische Bedeutung der Pulsfrequenz wird oft überbewertet. Ein typischer *Druckpuls* (Bradykardie zwischen 40–60/min) fehlt meist oder ist allenfalls in den Anfangsstadien beginnender Hirndrucksteigerung nachweisbar. Viel bedrohlicher ist die Entwicklung einer *Tachykardie,* die zusammen mit Blutdruckanstieg charakteristisch für eine erhebliche intrakranielle Drucksteigerung ist.

Bei starker motorischer Unruhe wird ein Analgetikum gegeben. Falls zur Lebensrettung ein sofortiger Notfalleingriff notwendig ist, sollte zur Narkose eine Neuroleptanalgesie erfolgen, da Inhalationsnarkotika durch zerebrale Gefäßdilatation den intrakraniellen Druck steigern können.

Nach Beherrschen akut lebensbedrohlicher Zustände folgt eine *Allgemeinuntersuchung,* die mit dem Lokalbefund beginnt. Sodann werden Nase, Mundhöhle und Gehörgänge inspiziert (Austritt von Blut, Liquor, Hirnsubstanz). Die Beweglichkeit der Halswirbelsäule wird geprüft, um Frakturen und/oder Luxationen auszuschließen (Schädel-Hirn-Traumen sind nicht selten mit Verletzungen der Halswirbelsäule kombiniert!), eine mögliche Nackensteifigkeit (z. B. bei Subarachnoidalblutung) ist festzustellen oder auszuschließen.

Die *neurologische Notfalluntersuchung* beschränkt sich auf Bewußtseinslage, Motorik, Pupillenverhalten und Nachweis oder Ausschluß pathologischer Reflexe (z. B. Babinski-Phänomen). Die wiederholte, differenzierte neurologische Untersuchung erfolgt erst jenseits der Reanimationsphase (s. S. 19). Aber schon bei der Erstuntersuchung müssen Primär- und Sekundärsymptome unterschieden werden. So sollte möglichst von Begleitpersonen erfragt werden, ob eine Pupillenerweiterung primär vorhanden war oder erst sekundär auftrat und wie sich die Bewußtseinslage entwickelte. Auch zeitaufwendigere instrumentelle Untersuchungen können erst nach Beherrschen der Akutsituation durchgeführt werden.

Die Allgemeinuntersuchung umfaßt ferner die Organe des Thorax und des Abdomens sowie die Extremitäten, denn bei etwa ⅓ aller Schädel-Hirn-Verletzungen ist mit mehr oder weniger schweren *Begleitverletzungen* zu rechnen, die bei der Beurteilung der Gesamtverletzung zu berücksichtigen sind. Zur Festlegung der Behandlungsprioritäten muß geprüft werden

- liegt tatsächlich ein Schädel-Hirn-Trauma vor?
- handelt es sich um eine lokale oder globale Hirnschädigung?
- rechtfertigt die Verlaufsdynamik (Besserung oder Verschlechterung) eine Verlegung in die Spezialabteilung?

Polytraumen werden in ihrem Schweregrad häufig unterschätzt. Durch die Summation der Einzelverletzungen können aber starke Blutverluste auftreten, die zusammen mit der ausgedehnten Gewebstraumatisierung rasch zum Schock führen. Durch Thoraxverletzungen mit nachfolgender Hypoxämie wird zudem die Hirnödementwicklung begünstigt. Andererseits kann durch die Schockauswirkungen eine Schädel-Hirn-Verletzung dramatischer erscheinen, als sie wirklich ist. Bei Polytraumatisierten im Schock besteht kaum jemals eine akute neurotraumatologische Operationsindikation.

> Im Schock sind operative Eingriffe nur zur Beseitigung der Schockursache indiziert.

Bei den *Thoraxverletzungen* erfordern zwei Notfallsituationen ein sofortiges Eingreifen: der Spannungspneumothorax (Hinweise: Dyspnoe, hypersonorer Klopfschall, Auskultationsbefund, Hautemphysem) wird durch eine Punktion im 2. und 3. ICR in der Medioklavikularlinie entlastet, die Herztamponade (Hinweise: präkardiale Prellmarken, gestaute Halsvenen, erhöhter zentral-venöser Druck) verlangt ebenfalls eine sofortige Entlastungspunktion. Besteht der Verdacht auf eine *intraabdominelle Verletzung,* ist die diagnostische Punktion und Spülung angezeigt.

Erst nach Stabilisierung der Vitalfunktionen sind neurotraumatologische Eingriffe indiziert, die nicht unmittelbar der Lebensrettung dienen; dies trifft vor allem für offene Schädel-Hirn-Verletzungen, intrakranielle Blutungen und Impressionsfrakturen zu. Die gleiche Einschränkung gilt für die Verlegung (Sekundärtransporte) in die Spezialabteilung.

> Bei vitalen Funktionsstörungen (Atmung, Kreislauf) ist ein Verlegungstransport nicht indiziert.

Problematisch ist die Festlegung des Zeitpunktes für die operative Versorgung von Extremitätenfrakturen bei Schädel-Hirn-Verletzten. Bei Bewußtlosen mit neurologischen Anfällen kann eine mehrstündige Narkose das Hirnödem verstärken, andererseits begünstigen aber instabile Frakturen mit ständigen Mikrobewegungen eine Azidose mit Hirnödemverstärkung. Eine primäre Osteosynthese geschlossener Frakturen bis zu 2 Stunden Dauer ist nur Verletzten zuzumuten, die keine massiven neurologischen Ausfälle haben. Offene Frakturen müssen in jedem Falle versorgt werden, doch sollte der Eingriff so kurz wie möglich gehalten werden.

Für die Planung operativer Eingriffe bei Schwerstverletzten hat sich folgendes Vorgehen bewährt:

*Reanimationsphase:* Wiederherstellung der respiratorischen und hämodynamischen Vitalfunktionen.

*1. Operationsphase:* Lebensrettende Sofortoperationen (äußere und innere Blutungen einschließlich raumfordernder intrakranieller Hämatome, ggf. Tracheotomie, periphere Gefäßverletzungen).

*Stabilisierungsphase:* Wiederherstellung einer stabilen Balance der wichtigsten Organfunktionen.

*2. Operationsphase:* Operative Versorgung von offenen Hirnverletzungen, traumatischen spinalen Raumforderungen, Augenverletzungen, Verletzungen der Eingeweide, offene und geschlossene Frakturen und Luxationen, ausgedehnte Weichteilverletzungen.

*Regenerationsphase:* Endgültige Stabilisierung der Vitalfunktionen.

*3. Operationsphase:* Vornahme weniger dringlicher Eingriffe (Osteosynthesen an der oberen Extremität, langwierige Gelenkrekonstruktionen).

Für die operative Versorgung nicht unmittelbar lebensbedrohlicher Verletzungen sind im Bereich der Vitalfunktionen folgende Mindestwerte zu fordern:

– systolischer Blutdruck über 120 mm Hg
– Puls unter 100/min
– zentraler Venendruck über 15 mm Hg
– Hämatokrit über 25%
– arterielle Sauerstoffspannung über 70 mm Hg.

Nach den bis zu diesem Zeitpunkt durchgeführten Notfalluntersuchungen sind in der Regel eine Einstufung des Verletzten und die Indikationsstellung zu weiteren Maßnahmen möglich. Die Weiterverlegung in eine Spezialabteilung ist indiziert bei

– offenen Hirnverletzungen
– gedeckten Traumen mit Hämatomverdacht (sofern die Vitalfunktionen stabil sind)
– ausgedehnten Impressionsfrakturen.

**Offenes Schädel-Hirn-Trauma** → Weiterleitung in die Spezialabteilung

**Leichtes gedecktes Schädel-Hirn-Trauma** in gutem Allgemeinzustand → stationäre Beobachtung und konservative Weiterbehandlung im erstversorgenden Krankenhaus

**Schweres gedecktes Schädel-Hirn-Trauma**

| Ausgedehnte Impressionsfraktur | Hämatomverdacht, guter Allgemeinzustand | dringender Verdacht auf Epiduralhämatom | schwerstes Trauma mit Atem- und Kreislaufstillstand |
|---|---|---|---|
| ↓ | ↓ | ↓ | ↓ |
| Weiterverlegung in Spezialabteilung | Weiterverlegung in Spezialabteilung | Nottrepanation | Weiterverlegung nicht mehr indiziert |

**Abb. 4.** Organisationsschema zur Weiterbehandlung Schädel-Hirn-Verletzter

Bei Verdacht auf perakut verlaufendes Epiduralhämatom (temporale Kalottenfraktur, homolaterale Pupillenerweiterung, rasche Bewußtseinseintrübung) sind entweder ein rascher Transport in eine nahe Spezialabteilung oder die Nottrepanation im erstversorgenden Krankenhaus erforderlich.

Für die Praxis empfiehlt sich folgendes Organisationsschema (Abb. 4).
Zusammengefaßt müssen bei der Erstuntersuchung folgende Schwerpunkte im Vordergrund stehen:

- Stabilisierung der Vitalfunktionen
- Feststellung oder Ausschluß von Hirnstammsymptomen
- Differenzierung von Primär- und Sekundärsymptomen
- Feststellung oder Ausschluß raumfordernder Komplikationen
- Berücksichtigung der Verlaufsdynamik.

# 6 Klinisch-neurologische Diagnostik

Unmittelbar nach einem adäquaten Schädel-Hirn-Trauma besteht eine initiale neurale Paralyse: tiefe Bewußtlosigkeit, unbewegliche Bulbi, erweiterte und reaktionslose Pupillen, Fehlen spontaner und provozierter Bewegungen, schlaffer Muskeltonus, fehlende Reflextätigkeit, reduzierte vegetative Funktionen (Puls langsam, weich und unregelmäßig; Blutdruck erniedrigt; Atmung schnell, unregelmäßig und schnappend; Haut blaß, kühl und feucht).

Die *neurologische Untersuchung* beginnt mit der Beurteilung der Bewußtseinslage, deren Klassifizierung leider noch uneinheitlich erfolgt. Für die orientierende Untersuchung genügt folgende Grobeinteilung:

> *bewußtseinsklar:* ungestörte Wahrnehmung der Umgebung und der eigenen Person;
>
> *bewußtseinsgetrübt:* Zustand verminderter Wahrnehmung; Augen werden spontan und/oder auf Anruf oder Schmerzreize geöffnet; auf Aufforderung gezielte Bewegungen;
>
> *bewußtlos* (Koma): unerweckbarer Zustand, Augen konstant geschlossen, keine Spontanbewegungen; auf Schmerzreize teils reflektorische, teils gezielte Abwehrbewegungen.

Je nach Tiefe der Bewußtlosigkeit und Begleitsymptomatik ist eine weitere Unterteilung möglich:

*Koma I:* Bewußtlosigkeit ohne Pupillenstörungen und ohne Paresen.

*Koma II:* Bewußtlosigkeit mit Pupillenstörungen und/oder Paresen.

*Koma III:* Pupillen eng bis mittelweit, Lichtreaktion noch nachweisbar; spontan oder auf Schmerzreize treten Strecksynergismen auf.

*Koma IV:* Tiefe Bewußtlosigkeit; Pupillen weit und reaktionslos; Spontanatmung noch erhalten; allgemeine Hypotonie der Muskulatur; im EEG hochgradige Frequenzverlangsamung.

Zur Vereinheitlichung der Befunddokumentation wird international zunehmend die *Glasgow-Coma-Scale* verwendet, bei der die zerebralen Leistungen graduell abgestuft und nach Punkten bewertet werden:

| Leistung | Punktzahl |
| --- | --- |
| *Augen öffnen* | |
|    spontan | 4 |
|    auf Aufforderung | 3 |
|    auf Schmerzreiz | 2 |
|    nicht | 1 |
| *Beste verbale Reaktion* | |
|    orientiert, prompt | 5 |
|    verwirrt | 4 |
|    unangemessen | 3 |
|    unverständlich | 2 |
|    keine | 1 |
| *Beste motorische Reaktion* | |
|    gezielt auf Aufforderung | 6 |
|    gezielt auf Schmerzreiz | 5 |
|    ungezielt auf Schmerzreiz | 4 |
|    Beugung auf Schmerzreiz | 3 |
|    Streckung auf Schmerzreiz | 2 |
|    keine | 1 |

Jedes Schädel-Hirn-Trauma bewirkt eine traumatische *Amnesie* (Gedächtnislücke): die retrograde Amnesie umfaßt den Zeitraum vor der Verletzung, die anterograde Amnesie die Zeitspanne danach. Die Dauer der anterograden Amnesie korreliert recht zuverlässig mit der Schwere des Traumas, während das Ausmaß der retrograden Amnesie kein zuverlässiges Kriterium ist. Nicht selten besteht posttraumatisch ein länger anhaltendes *amnestisches Syndrom* (Korsakow-Syndrom) mit Orientierungsstörungen in Zeit und Raum; die

Gedächtnislücken werden häufig durch Konfabulationen ausgefüllt. Bei jedem posttraumatisch Bewußtlosen ist die Frage zu klären, ob der Zustand Ursache oder Folge der Verletzung ist. Auch eine Bewußtseinsstörung anderer Genese kann zum Sturz mit Schädel-Hirn-Trauma führen („Sturz aus innerer Ursache"). Vielfach schafft hier die Computertomographie rasche Klärung.

---

*Bewußtseinsstörungen durch nicht traumatische Ursachen*
*Schlaganfall* (Massenblutung): meist bei Hypertonie, in typischen Fällen mit Blutung in die Capsula interna (Hemiplegie).

*Spontane Subarachnoidalblutung:* Folge der Ruptur eines sackförmigen Aneurysmas oder einer arteriovenösen Mißbildung mit typischer Nackensteifigkeit und blutigem Liquor.

*Epilepsie:* bei unbekannter Vorgeschichte schwierig zu diagnostizieren; Pupillen meist erweitert mit eingeschränkter Lichtreaktion; oft positive Pyramidenbahnzeichen.

*Hirntumor:* meist progredienter Verlauf, akuter Bewußtseinsverlust selten.

*Kreislaufstörungen:* kardiale und hypoxische Ursachen, Schock anderer Genese, extrakranielle Gefäßverschlüsse.

*Endogene Intoxikationen* (metabolisches Koma): diabetisches Koma, Addison-Krise, thyreotoxische Krise, akuter Hyperparathyreoidismus, Hypophysenapoplexie, urämisches Koma, Leberkoma; dabei Pupillen meist eng bei erhaltener Lichtreaktion; häufig myoklonische Zuckungen und Krampfanfälle.

*Endogene Intoxikationen* (toxisches Koma): Alkoholrausch, Drogenmißbrauch.

---

Dauer und Tiefe der Bewußtseinsstörung sind wichtige prognostische Kriterien, von der Schwere des Traumas abhängig und werden deshalb gern zur Klassifizierung nach Schweregraden herangezogen. Bei posttraumatisch Bewußtlosen sprechen erhaltene Lichtreaktion isokorer Pupillen, seitengleich auslösbare Kornealreflexe, fehlende Paresen bei wenig gestörtem Tonus, seitengleiches Niveau der Extremitätenreflexe und beginnende Abwehrbewegungen auf Schmerzreize für eine baldige Bewußtseinsaufhellung und weisen auf eine nur passagere funktionelle Primärstörung hin.

Wenn das Bewußtsein innerhalb von 24 Stunden wiederkehrt, ist in der Regel mit einer vollständigen Wiederherstellung zu rechnen.

Bei Schädel-Hirn-Verletzten ist die Erhebung des *Pupillenbefundes* von größter Bedeutung, da er wichtige Informationen über lokale und generalisierte Hirndruckzustände sowie die Hirnstammfunktionen liefert (Abb. 5).

Eine medikamentöse Pupillenerweiterung zur Beurteilung des Augenhintergrundes muß in der akuten Verletzungsphase unterbleiben, da sie diagnostisch kaum weiterhilft, dadurch aber ein wichtiges Beurteilungskriterium verlorengeht.

*Beidseitige Pupillenveränderungen* sind unterschiedlich zu werten. Beidseits weite, reaktionslose Pupillen kurz nach dem Trauma sind meist Zeichen einer primären Hirnstammschädigung und Hinweis auf eine ernste Prognose; mit erhaltener Lichtreaktion, klarem Bewußtsein und Fehlen sonstiger neurologischer Ausfälle kommen beidseitige Pupillenerweiterungen im psychischen Unfallschock vor (sympathische Mydriasis). Auch bei alkoholisierten Personen und unmittelbar nach einem epileptischen Anfall sind beide Pupillen er-

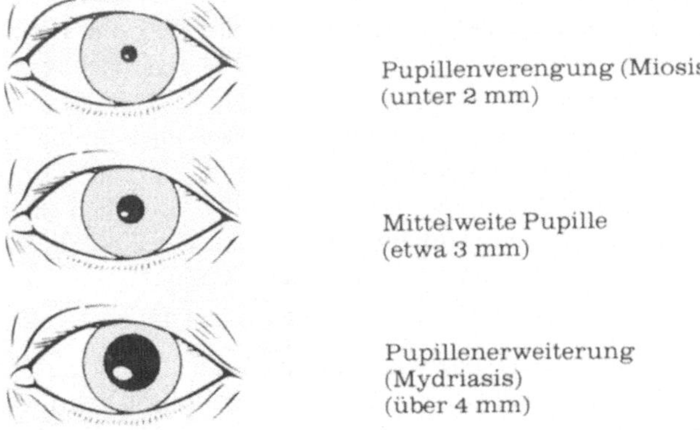


**Abb. 5.** Pupillenbeurteilung

weitert. Nach einer akuten zerebralen Anoxie (z. B. nach Herzstillstand) ist eine Pupillenerweiterung dann prognostisch ungünstig, wenn sie länger als 15 Minuten nach der Reanimation noch andauert.

Mittelweite, reaktionslose Pupillen treten im Rahmen einer Mittelhirneinklemmung auf (s. S. 62).

Beidseitige enge Pupillen sind bei gleichzeitigen Streck- und Beugemechanismen der Extremitäten ein Hinweis auf eine Hirnstammläsion (dienzephal, pontin).

Einseitige *Pupillenverengung* ist Ausdruck einer Reizung des N. oculomotorius (z. B. im Anfangsstadium einer gleichseitigen intrakraniellen Blutung). Die parasympathischen pupillokonstriktorischen Fasern sind in Höhe des Tentoriums, wo die Druckschädigung durch verlagerte mediobasale Schläfenlappenanteile erfolgt, im oberen und medialen Abschnitt gebündelt und werden als erste geschädigt (die sympathischen pupillodilatierenden Fasern schließen sich dem Nerven erst innerhalb des Sinus cavernosus an). Bei zunehmender lokaler Drucksteigerung tritt eine Lähmung der parasympathischen Fasern mit maximaler *Pupillenerweiterung* ein. Für die Wertung dieses Symptoms ist die Verlaufsdynamik wichtig:

*Primäre Pupillenerweiterung:* Okulomotoriusschädigung, z. B. bei Schädelbasisfraktur (bei komplettem Ausfall zusätzlich Ptosis, (Hängen des Oberlides), Unfähigkeit zur Augenöffnung (Parese des M. levator palpebrae) und Schielstellung nach unten-außen), Nervenkernschädigung im Hirnstamm (dann tiefes Koma), Optikus- oder Bulbusverletzung.

*Sekundäre Pupillenerweiterung:* Akutes Alarmzeichen mit dringendem Verdacht auf raumforderndes intrakranielles Hämatom oder Kontusion (bei Bewußtseinsklaren ist die sekundäre Pupillenerweiterung ebenfalls Anzeichen einer peripheren Nervenschädigung im Bereich des Sinus cavernosus oder der Fissura orbitalis superior).

Eine fixierte Pupillenerweiterung kann auch auf eine Schädigung des N. *opticus* hinweisen, die mit der konsensuellen Lichtreaktion geprüft wird: Bei isolierter Belichtung des geschädigten Auges fehlt die Lichtreaktion auf beiden Augen, bei Belichtung des gesunden

Auges verengen sich beide Pupillen (sofern der N. oculomotorius nicht geschädigt ist). Eine *permanente Amaurose* tritt bei Ausriß, Zerrung oder Quetschung des Sehnerven ein, die amaurotische Papillenatrophie ist erst nach etwa 4 Wochen nachweisbar. Vor allem bei Kindern und Jugendlichen wird manchmal eine kortikale *transitorische Amaurose* nach Sturz auf den Hinterkopf beobachtet, die mehrere Stunden anhalten kann, sich aber meist vollständig zurückbildet; die Lichtreaktion der Pupillen ist dabei nicht beeinträchtigt. An *weiteren Augensymptomen* kommt häufig ein rhythmisches Wandern der Bulbi vor *(Bulbusschwimmen),* oft kombiniert mit einer *Divergenzstellung* der Augen. Eine *Konvergenzschwäche* ist ebenfalls eine häufige, vorübergehende Störung nach Schädel-Hirn-Traumen; sie äußert sich in Verschwommensehen und Doppelbildwahrnehmung bei Nahfixation. Nach Schädigung des *N. abducens,* meist durch Schädelbasisfrakturen, tritt eine Parese des M. rectus lateralis mit Einwärtsschielen und Doppelbildwahrnehmung beim Blick zur Herdseite auf. Häufig sind dabei andere Hirnnerven mitbetroffen (Nn. oculomotorius, trochlearis und 1. Trigeminusast), ein typisches Anzeichen einer Keilbeinfraktur (= *Fissura orbitalis superior-Syndrom*). Wenn gleichzeitig auch der N. opticus geschädigt ist, spricht man vom *Orbitaspitzen-Syndrom.*
Eine Läsion des *N. trochlearis* ist beim Bewußtlosen kaum zu diagnostizieren, beim wachen Patienten fällt eine charakteristische Neigung des Kopfes zur Gegenseite auf, womit die Doppelbilder kompensiert werden.
Von den übrigen Hirnnerven ist in der Neurotraumatologie vor allem der *N. facialis* von Bedeutung; sein isolierter Ausfall ist eine typische Folge einer Felsenbeinfraktur. Eine *Anosmie* durch Abriß der Fila olfactoria oder Kontusion des Bulbus olfactorius tritt bei frontobasalen Verletzungen auf.
Zur neurologischen Untersuchung Schädel-Hirn-Verletzter gehört ferner die Prüfung der *Hirnstammreflexe* zur Beurteilung der Hirnstammfunktionen. Einfach zu untersuchen sind der Blinzel-, Korneal-, Husten-, Nies- und Schluckreflex. Aufwendiger ist die Untersuchung folgender Phänomene:

*Okulo-zephaler Reflex* (Puppenkopf-Phänomen): Bei offengehaltenen Augen wird der Kopf abrupt von der einen zur anderen Seite gedreht. Es tritt eine konjugierte Deviation der Augen entgegen der

Drehrichtung auf, die langsam wieder in die Ausgangslage zurück-
kehrt.

*Vestibulo-okulärer Reflex:* Bei Spülung des Trommelfells mit Eiswas-
ser erfolgt beim Gesunden ein Nystagmus zur Gegenseite (benannt
nach der schnellen Komponente). Im zunehmenden Koma wird die
schnelle Komponente immer langsamer und verschwindet schließlich völlig.

*Zilio-spinaler Reflex:* Nach Setzen eines starken Schmerzreizes am
oberen Trapeziusrand, Hals oder Gesicht tritt beim Gesunden eine
leichte gleichseitige Pupillenerweiterung ein, bei Hirnstammläsionen fällt dieser Reflex aus.

Bei der Prüfung der *Motorik* kann schon durch Beobachtung der
Spontanbewegungen eine Parese festgestellt oder ausgeschlossen
werden. Bei Bewußtseinsgestörten versucht man, durch Schmerzreize Bewegungen zu provozieren. Hemiparese oder Hemiplegie sind
Ausdruck einer Pyramidenbahnläsion, sagen aber nichts über die
Höhenlokalisation der Schädigung aus. Die zentrale Parese äußert
sich in

– Minderung der groben Kraft,
– Störung der Feinmotorik,
– spastischer Tonussteigerung,
– Steigerung der Eigenreflexe mit Klonusneigung,
– Abschwächung der physiologischen Fremdreflexe,
– Auftreten pathologischer Fremdreflexe.

> Eine primäre Halbseitenlähmung kann Ausdruck einer Hirn-
> kontusion sein, eine langsam zunehmende Hemiparese
> spricht eher für eine intrakranielle Raumforderung durch
> Hämatom oder lokal betontes Ödem.

Eine Monoplegie ist nur selten Folge einer Hirnverletzung, sondern
eher Ausdruck einer Plexusläsion. Paraplegie und Tetraplegie recht-
fertigen den Verdacht auf eine Rückenmarkverletzung.
Im Rahmen einer traumatischen Parese ist häufig das Babinski-Phänomen auslösbar (Extension der Großzehe bei Bestreichen des lateralen Fußsohlenrandes). Doppelseitig positive Pyramidenbahnzei-

chen bei Schädel-Hirn-Verletzten sind gewöhnlich Ausdruck einer schweren diffusen Hirnstammschädigung.

Auch Haltungsanomalien (sog. Strecksynergismen) gehören zum Bild der traumatischen Hirnstammschädigung. Bei der *Dekortikationshaltung* infolge Schädigung des oberen Hirnstamms besteht eine Beugung der Arme mit Anpressen an den Körper sowie Streckung und Adduktion der Beine. Die *Dezerebrationshaltung* (sog. *Enthirnungsstarre*) bei Schädigungen des Mittelhirns und der oberen Brücke ist durch Streckung mit Innenrotation aller Extremitäten gekennzeichnet, bei der umgekehrten Dezerebrationshaltung infolge Läsion der unteren Brücke sind die Arme gestreckt, die Beine schlaff und leicht gebeugt.

*Zerebrale Krampfanfälle* sind Ausdruck einer Hirnrindenreizung und prognostisch unterschiedlich zu werten. Je nach Krampftyp und Prognose ist jedoch eine weitere Aufschlüsselung notwendig:

*Fokale Krampfanfälle* (Jackson-Typ): Hinweis auf kortikale Läsion oder Kompression, meist durch Hämatom.

*Generalisierte Krampfanfälle:* Ausdruck einer diffusen Hirnschädigung.

*Strecksynergismen* (Enthirnungsstarre): Ausdruck einer Hirnstammschädigung (primär-traumatisch, blutungs- oder ödembedingt).

# 7 Instrumentell-technische Diagnostik

> Bei jedem Schädel-Hirn-Verletzten sind Röntgenaufnahmen unerläßlich.

Eine Verzögerung der *Röntgendiagnostik* ist nur vertretbar, wenn zur Aufrechterhaltung vitaler Funktionen andere Maßnahmen Vorrang haben (z. B. beim Volumenmangelschock). Da bei unruhigen Frischverletzten die Qualität der Aufnahmen oft mangelhaft ist, müssen sie u. U. später wiederholt werden.

Als Standardprogramm werden Schädelaufnahmen in 3 Ebenen (a.-p., seitlich und halb-axial) sowie der Halswirbelsäule (seitlich) angefertigt. In Sonderfällen sind weitere Spezialaufnahmen der Sella, der Nasennebenhöhlen, der Orbitae und der Felsenbeine erforderlich.

Schädelfrakturen sind als abnorme Aufhellungslinien mit geradlinigem Verlauf, starkem Kontrast und scharfem Rand zu erkennen, die oft winkelförmig umbiegen. Bei Impressionsfrakturen ist die Stufenbildung oft erst auf Tangentialaufnahmen sicher darzustellen. Als indirekte Frakturzeichen kommt es zur Verschattung der Nebenhöhlen infolge Einblutung bei Frakturen in diesem Bereich und zu intrakraniellen Luftansammlungen.

Durch die runde Schädelform und Überlagerung mit physiologischen Strukturen (Gefäßfurchen, Knochennähte) ist nicht jede Schädelfraktur röntgenologisch nachweisbar; insbesondere Schädelbasisfrakturen entziehen sich häufig dem röntgenologischen Nachweis.

Die *Angiographie der Hirngefäße* hat seit Einführung der axialen Computertomographie in der akuten Neurotraumatologie viel an Bedeutung verloren. Ihre Berechtigung hat sie allerdings weiterhin

bei der Abklärung traumatischer Gefäßläsionen und in anderen
Akutfällen, wenn die Computertomographie nicht zur Verfügung
steht.

Die axiale *Computertomographie* (CT) des Gehirnschädels hat die
Diagnostik akuter traumatischer Schädel-Hirn-Schädigungen wesentlich erleichtert und verbessert. Schnell und risikolos können in
einem einzigen Untersuchungsgang intrakranielle Verletzungen und
ihre Folgen, auch multiple Läsionen und in angiographisch schwierig zu beurteilenden Regionen sowie bei fehlendem neurologischen
Seitenhinweis nachgewiesen werden. Die Indikation zur frühen
Computertomographie ist gegeben bei

- ausbleibender Aufhellung einer primären Bewußtlosigkeit,
- sekundärer klinischer Befundverschlechterung,
- fehlender klinischer Beurteilbarkeit des Verletzten (z. B. vorausge-
  gangene starke Sedierung),
- geplanter längerer Narkose zur operativen Versorgung anderer
  Verletzungsfolgen.

Eine Wiederholung der computertomographischen Untersuchung
innerhalb der ersten 12–24 Stunden ist indiziert bei

- initial pathologischem Befund ohne sofortige Operationsindikation (Kontusionsblutungen, intrakranielle Lufteinschlüsse, Hirnödem),
- unauffälligem Anfangs-CT bei schwerem Schädel-Hirn-Trauma
  ohne klinische Befundbesserung,
- Zustand nach Ausräumung intrakranieller Blutungen.


Die Bedeutung der *Echoenzephalographie* ist durch die Computertomographie gleichfalls stark zurückgedrängt worden. Diese Untersuchung wird heute nur noch dann durchgeführt, wenn die Computertomographie nicht möglich ist, ein Hämatomverdacht besteht und
eine rasche Verschlechterung des klinischen Befundes eintritt.

Die *Elektroenzephalographie* ist in der akuten Neurotraumatologie
kaum von diagnostischem Wert. Ihre Bedeutung liegt in der Verlaufskontrolle in der postakuten Phase, vor allem in der Diagnostik
posttraumatischer Anfallsleiden.

Neben den bereits aufgeführten notfallmäßigen *Laboruntersuchungen* wie HB, HK, Blutzucker, Blutgruppe und Blutgasanalyse ist im

weiteren Verlauf besonders auf die *Elektrolyte* zu achten. Nach schweren Traumen kommt es nicht selten zu einer Natrium-Retention als Folge der gesteigerten Aldosteronausschüttung mit Wasserretention und Gefahr der Verstärkung eines Hirnödems.
Auch der *Säure-Basen-Haushalt* ist häufig gestört, meist besteht eine metabolische Azidose. Das Vorliegen einer respiratorischen Azidose weist dagegen auf eine zentrale (Atemdepression!) oder pulmonale Ventilationsstörung infolge Aspiration oder Pneumonie hin. Bei ausgeprägter zentraler Hyperventilation kann infolge der Hypokapnie auch eine respiratorische Alkalose auftreten.
*Leukozytosen* bis 20000 sind beim Schädel-Hirn-Trauma häufig, aber ohne weitere diagnostische Bedeutung. Gravierender ist das Auftreten von *Gerinnungsstörungen* durch eine Verbrauchskoagulopathie.
*Liquoruntersuchungen* sind in der Akutphase kaum von Wert. Es ist deshalb vor diagnostischen Lumbalpunktionen zu warnen, da blutiger Liquor keinen Rückschluß auf Ursache und Herkunft der Blutbeimengung erlaubt (traumatische Subarachnoidalblutung, Subduralhämatom oder Hirnlazeration). Andererseits kann auch bei schweren Hirnverletzungen durchaus ein normaler Liquorbefund vorliegen. Eine Lumbalpunktion ist deshalb nur bei berechtigten Zweifeln an der traumatischen Genese der Bewußtlosigkeit erlaubt.

> Die Lumbalpunktion führt beim Schädel-Hirn-Trauma diagnostisch nicht weiter, gefährdet aber bei bestehendem Hirndruck das Leben des Verletzten durch drohende Mittelhirn- und Bulbärhirneinklemmung.

# 8 Definitive Versorgung

## 8.1 Kopfschwartenverletzungen

Je nach Unfallmechanismus und Form des schädigenden Gegenstandes haben Kopfschwartenverletzungen eine unterschiedliche Form und Ausdehnung (Schnitt- und Stichverletzungen, Lazerationen mit Schädigung und Devitalisierung der Nachbargewebe, Skalpierungen). Solche Verletzungen werden oft zu Unrecht als zweitrangig angesehen, was zu Versäumnissen in der Behandlung führen kann. Vor allem ist zu beachten, daß lokale Wundinfektionen wegen der topographischen Beziehungen der Kopfschwartenvenen zum Schädelinneren zu bedrohlichen Komplikationen führen können. Bei Kleinkindern kann der Blutverlust aus einer Kopfschwartenverletzung sogar zum hämorrhagischen Schock führen!

> Bei jeder Kopfschwartenverletzung erfolgen Röntgenaufnahmen in 3 Ebenen, damit Frakturen und penetrierende Verletzungen nicht übersehen werden.

Die Wundversorgung erfolgt in der Regel primär; nur wenn andere Verletzungsfolgen Priorität haben, ist eine verzögerte Primärversorgung innerhalb der 6–12-Stunden-Grenze angezeigt.
Vor der Versorgung wird die Umgebung sauber rasiert und gereinigt. Unter guter Beleuchtung wird die Wunde inspiziert und ausgetastet. Eingedrungene Fremdkörper und Schmutzpartikel werden unter Zuhilfenahme von Spüllösungen (Antiseptika, Kochsalz) entfernt. Das devitalisierte Gewebe einschließlich des mitgeschädigten Periosts wird sparsam exzidiert; in der Temporal- und Okzipitalregion müssen gegebenenfalls auch kontaminierte und gequetschte Mus-

kelpartien mitreseziert werden. Blutungen werden mit Umstechung oder Ligatur gestillt, die Elektrokoagulation sollte wegen der Gefahr von Hautnekrosen nur sparsam eingesetzt werden. Der Wundverschluß erfolgt zweischichtig, für eine sichere Blutstillung ist vor allem eine dichte Galeanaht erforderlich. Durch Unterminierung der Galea und des Periosts gelingt meist eine spannungsfreie Naht. Andernfalls sind Entlastungsschnitte und Lappenverschiebungen notwendig. Kleinere und gut zu versorgende Wunden benötigen keine Drainage. Bei der Sekundärversorgung bleibt die Wunde zunächst offen und wird in jedem Falle drainiert.

Bei allen Kopfschwartenverletzungen wird die *Tetanusprophylaxe* durchgeführt:

- bei Grundimmunisierten 0,5 ml Tetanus-Toxoid,
- bei unvollständig Immunisierten Schnellimmunisierung (0,5 ml Tetanus-Toxoid + 250 IE Antitoxin),
- bei Nichtimmunisierten Simultanprophylaxe (als aktive Komponente 2 × 0,5 ml Tetanus-Toxoid im Abstand von 2–4 Wochen; als passive Komponente 250 IE Antitoxin).

Die häufigsten Komplikationen nach Kopfschwartenverletzungen sind Blutungen und Infektionen. Letztere sind wegen der guten Blutversorgung der Kopfschwarte selten, können aber durchaus problematisch werden (z. B. subgalealer Abszeß, Osteomyelitis, intrakranielle Infektionen, septische Streuung).

*Subgaleale Hämatome* können sich durch Zerreißung des lockeren Bindegewebes zwischen Kopfschwarte und Perikranium weit ausbreiten. Sie sind mehrere Stunden bis Tage nach der Verletzung nachweisbar und können bei Arterienverletzungen rasch an Größe zunehmen und pulsieren. Bei ausbleibender Spontanresorption ist eine Punktion erforderlich. Auf Besonderheiten des Kindesalters wird an anderer Stelle eingegangen (S. 95).

*Skalpierungsverletzungen* gehören in das Aufgabengebiet der plastischen Chirurgie.

## 8.2 Schädelfrakturen

Schädelbrüche entstehen durch verschiedenartige Gewalteinwirkungen auf den fixierten oder freibeweglichen Schädel und kommen bei 30–50% aller schweren Schädel-Hirn-Verletzungen vor. Das Ausmaß der Verletzungsfolgen ist von der kinetischen Energie und Elastizität des Stoßmaterials sowie dem Ort des Auftreffens abhängig. Die resultierenden Frakturen sind in 3 Grundtypen zu differenzieren (lineare Frakturen, Stückbrüche und Impressionsfrakturen). Je nach Zustand der bedeckenden Kopfschwarte sind offene und geschlossene Frakturen zu unterscheiden.
Wenn sich die Gewalteinwirkung in der Fraktur erschöpft, kann eine zerebrale Symptomatik ausbleiben. Trotzdem birgt jede Schädelfraktur die Gefahr der Entstehung einer intrakraniellen Blutung in sich.

> Bei Verdacht auf Schädelfraktur ist in jedem Falle eine sorgfältige diagnostische Abklärung (Röntgen, Computertomographie) und stationäre Beobachtung erforderlich.

*Zur Röntgendiagnostik* sind zunächst die üblichen Standardaufnahmen in 3 Ebenen erforderlich. Wegen der Flächenkrümmung der Schädelknochen und Überlagerung mit physiologischen Strukturen kommt jedoch nicht jede Frakturlinie zur Darstellung. Feinste, röntgenologisch nicht nachweisbare Fissuren sind allerdings auch klinisch meist bedeutungslos. Die Ausbeute an positiven Befunden wird durch zusätzliche Spezialaufnahmen und Schichtbilder, ggf. auch durch die Computertomographie erhöht. Differentialdiagnostisch müssen Nahtlinien und Gefäßkanäle beachtet werden.
Die Spontanheilungstendenz von Schädelfrakturen ist unterschiedlich und von Bruchform und Lebensalter abhängig. Häufig werden stärker gesplitterte Brüche mit Defekten rasch durchgebaut, während spaltförmige Frakturen manchmal nur bindegewebig überbrückt werden und jahrelang sichtbar bleiben. Im Kindesalter werden schmale Frakturen meist innerhalb von 4–6 Monaten knöchern überbrückt.
Aus diagnostischen Gründen und wegen der therapeutischen Konsequenzen ist eine Differenzierung in Konvexitäts- und Basisfrakturen gerechtfertigt.

### 8.2.1 Schädeldachfrakturen

**Lineare Frakturen (Fissuren).** Lineare Konvexitätsfrakturen sind die Folge einer mäßigen Gewalteinwirkung mit elastischer Ein- und nachfolgender Auswölbung der Kalotte. Die Fraktur beginnt am Punkt der Knochenauswölbung, zieht in Richtung Gewalteinwirkung und Schädelbasis. Derartige Frakturen machen etwa 80% aller Schädelbrüche aus, sind in der Hälfte der Fälle temporal und temporoparietal lokalisiert und ziehen häufig in Richtung der mittleren Schädelgrube; die restlichen verteilen sich auf frontal und okzipital. Die Kalottenfissuren sind klinisch oft symptomlos, werden nur zufällig bei der Röntgenuntersuchung entdeckt und bedürfen dann keiner weiteren Behandlung. Eine kurze stationäre Beobachtung ist aber dann erforderlich, wenn die Fraktur temporal verläuft und dort die A. meningea media oder ihre Äste schädigen kann.

> Querverlaufende temporale Frakturen können die A. meningea media verletzen und ein Epiduralhämatom verursachen.

Scheitelnahe Fissuren können den oberen Längsblutleiter (Sinus sagittalis superior) gefährden und zu lebensbedrohlichen Blutungen und Sinusthrombosen führen. Auf die Besonderheiten fronto- und laterobasaler Frakturen, die wegen der Mitbeteiligung der pneumatisierten Räume als offene Hirnverletzungen anzusehen sind, wird speziell eingegangen (s. S. 43 ff.).
Eine Sonderform der linearen Frakturen stellen die traumatischen *Nahtsprengungen* dar, die erhebliche Gewalteinwirkungen voraussetzen und fast ausschließlich im Kindesalter vorkommen. Im Röntgenbild sind Stufenbildung und Nahtinkongruenz meist gut nachweisbar. Nicht klaffende Nahtsprengungen bedürfen ebenfalls keiner speziellen Behandlung, jedoch ist auch hier die Nachbarschaft der großen Blutleiter zu berücksichtigen (z. B. des Sinus sigmoideus bei einer Lambdanahtsprengung).

**Stückfrakturen** (Abb. 6). Diese Brüche entstehen durch größere Gewalteinwirkungen. Diagnostik und Therapie unterscheiden sich nicht wesentlich von der bei linearen Frakturen. Vielfach werden Stückbrüche aber in das Schädelinnere vorgetrieben (Impressionsfrakturen) und erfordern dann ein spezielles Behandlungsregime.

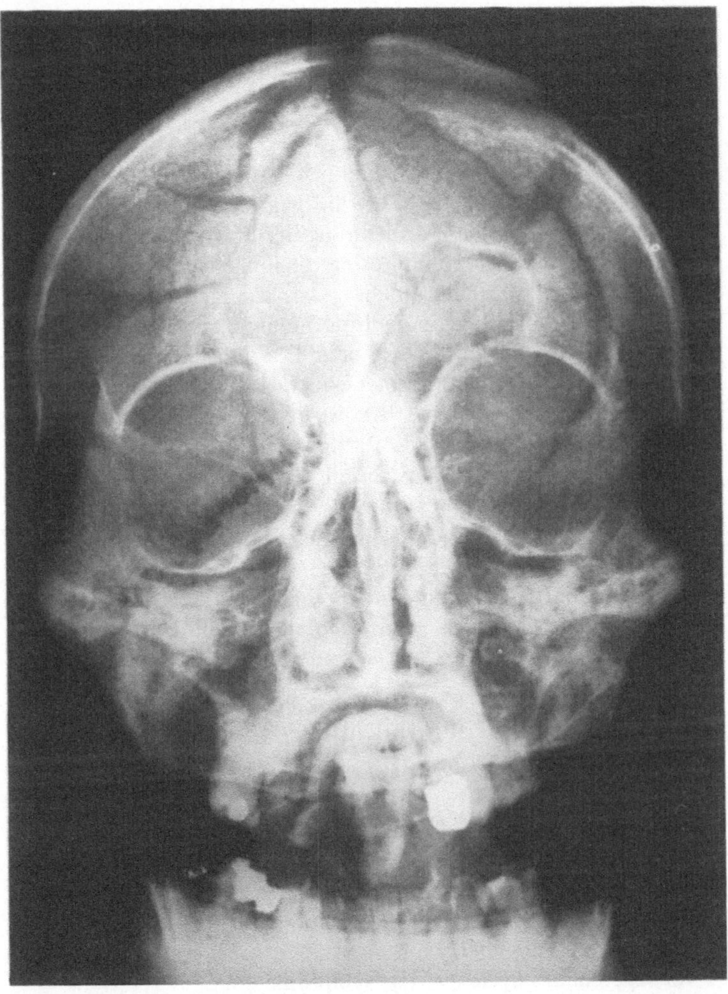

**Abb. 6.** Ausgedehnte Trümmerfraktur (Stückfraktur) mit Sprengung der Lambdanaht rechts (für die Überlassung der neuroradiologischen Abbildungen und Befunde danke ich Herrn Prof. Dr. K. Voigt, Direktor der Neuroradiologischen Abteilung der Eberhard-Karls-Universität Tübingen)

**Impressionsfrakturen** (Abb. 7). Die Schwere der Gewalteinwirkung bringt es mit sich, daß die Kopfschwarte meist mitverletzt ist, also eine offene Fraktur vorliegt. Wenn durch die gesplitterten Fragmente auch die Dura verletzt wird (in etwa der Hälfte der Fälle), liegt eine offene Hirnverletzung vor.

Impressionsfrakturen sind am häufigsten frontal lokalisiert (etwa 50%), der Rest verteilt sich auf die übrigen Regionen. In Abhängigkeit von Lokalisation und Ausdehnung der Fraktur sowie dem Ausmaß des intrakraniellen Traumas sind die Folgen entweder asymptomatisch oder verursachen mehr oder weniger schwere fokale neurologische Ausfälle wie motorische und sensible Störungen, Sprach- und Gesichtsfelddefekte oder Bewußtseinsstörungen; eine Bewußtlosigkeit liegt nicht immer vor. In etwa 7% treten intrakranielle Blutungen auf, in etwa 10% ist mit einer Sinusverletzung zu rechnen, die durch eine subtile Röntgendiagnostik aber *vor* Beginn der operativen Versorgung festgestellt oder ausgeschlossen werden sollte. Auch der Tastbefund kann schon wichtige diagnostische Hinweise geben.

> Ausdehnung der Fraktur und zerebrale Mitbeteiligung sind immer gravierender, als es die Röntgenaufnahmen vermuten lassen.

Eine Behandlungsbedürftigkeit von Impressionsfrakturen ist gegeben bei

- offenen Verletzungen
- Imprimaten um mehr als Kalottendicke (Duraverletzung wahrscheinlich)
- flachen Imprimaten über funktionell wichtigen Hirnregionen (Zentralregion, Sprachzentrum, Angularisregion)
- bewußtlosen Verletzten
- Vorliegen neurologischer Herdsymptome
- Stirnbeinimpression (kosmetische Indikation).

Die Dringlichkeit der operativen Versorgung ist vom Allgemeinzustand des Verletzten und der Behandlungspriorität eventueller Begleitverletzungen abhängig. Geschlossene Impressionen ohne Bewußtseinsstörungen sollten innerhalb von 24 Stunden, offene inner-

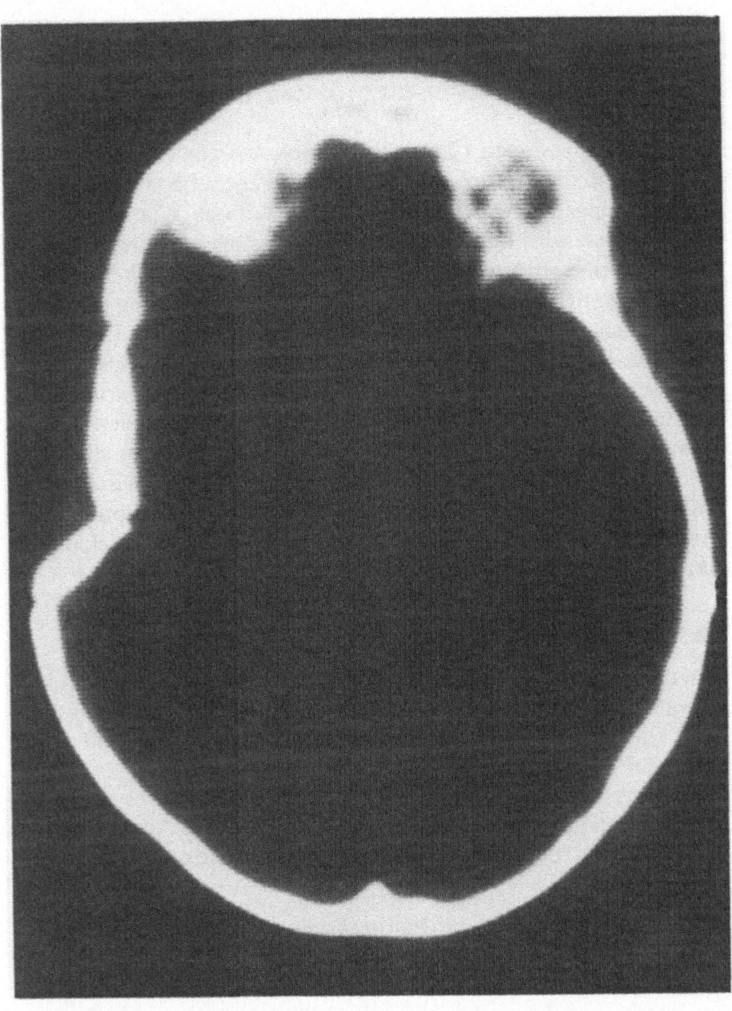

**Abb. 7.** Impressionsfraktur links temporal

halb der 6-Stunden-Grenze versorgt werden; in diesen Fällen ist die Gabe eines Breitbandantibiotikums sinnvoll. Bei Frakturen in Sinusnähe wird mit dem Eingriff erst begonnen, wenn ausreichend Blut gekreuzt ist.

Kleinere Impressionen können meist nach Anlegen eines Bohrlochs in der Nachbarschaft mit einem Elevatorium gehoben werden. Offene Verletzungen erfordern zunächst eine saubere Wundausschneidung, sodann wird der Knochenrand dargestellt und die gesplitterten Fragmente, andere Fremdkörper und Schmutzpartikel entfernt. Bei gleichzeitiger Duraverletzung wird die Hirnverletzung inspiziert, erforderlichenfalls nekrotisches Gewebe entfernt und die Dura möglichst mit Eigenmaterial (Temporalmuskel, Fascia lata) wieder verschlossen. Die intakte Dura wird nur eröffnet, wenn darunter ein subdurales Hämatom vermutet werden muß (Anzeichen: starke Spannung, bläuliche Verfärbung). Größere und nicht zu stark verschmutzte Bruchstücke können wieder eingesetzt und durch einige Nähte fixiert werden, womit das beste kosmetische Ergebnis erzielt wird. Erscheint dies nicht möglich oder vertretbar, ist eine sekundäre Akrylat-Plastik erforderlich.

### 8.2.2 Schädelbasisfrakturen

Frakturen der Schädelbasis sind die Folge direkter oder indirekter Gewalteinwirkungen auf den Schädel (Biegungs- und Berstungsbrüche). Häufig haben sie Ausläufer zur Konvexität oder sind selbst Ausläufer einer Kalottenfraktur.

> Beweisend für eine Schädelbasisfraktur sind der Austritt von Liquor und/oder Hirngewebe aus Mund, Nase oder Ohr.

Auch Hirnnervenschädigungen sprechen mit großer Wahrscheinlichkeit für eine Basisfraktur und kommen fast in der Hälfte der Fälle vor. Bei frontaler Gewalteinwirkung, oft mit Mittelgesichtsfrakturen kombiniert, kann der N. opticus lädiert werden. Häufig sind auch die Nn. oculomotorius und abducens betroffen, seltener der N. trochlearis. Schädigungen der Nn. facialis und vestibulocochlearis sind Anzeichen einer laterobasalen Verletzung (s. S. 49). Weitere klinische Hinweise auf eine Basisfraktur sind Blutungen aus dem Ohr und Luftansammlung im Schädelinneren oder den Schädelweichteilen. Ein Brillen- oder Monokelhämatom kann dann als sicheres Symptom gewertet werden, wenn es bis zu 2 Tagen nach der Verletzung auftritt.

Die Schwere der Gewalteinwirkung bringt es mit sich, daß häufig eine zerebrale Mitverletzung besteht (Hirnkontusion, intrakranielle Blutungen). Das größte Gefahrenmoment besteht jedoch in einer basalen Duraverletzung und der Eröffnung pneumatischer Räume mit Infektionsgefahr. Des weiteren besteht die Gefahr, daß durch den Frakturmechanismus und abgesprengte Knochensplitter die A. carotis interna im Sinus cavernosus verletzt wird, was zur Bildung einer arteriovenösen Fistel mit Gefahr der Erblindung führen kann (s. S. 88).

Der röntgenologische Frakturnachweis gelingt dann, wenn Ausläufer zur Konvexität bestehen. Reine Basisfrakturen sind häufig nicht zu verifizieren, da sie durch den starken Kontrast der Basisknochen überlagert werden. Neben den üblichen Standardaufnahmen sind immer Spezialprojektionen notwendig (Basis- und Pyramidenvergleichsaufnahmen; Aufnahmen nach STENVERS, SCHÜLLER und MAYER). Da die Mehrzahl der Frakturen in der mittleren Schädelgrube lokalisiert ist, muß die Keilbeinregion besonders aufmerksam inspiziert werden (Ergußbildung in der Keilbeinhöhle, Stufenbildung in der Sella und am Planum sphenoidale); hier ist oft auch die Computertomographie hilfreich. Die seltenen Frakturen in der hinteren Schädelgrube verlaufen meist in Längsrichtung auf das Foramen occipitale magnum und lassen sich am besten auf halb-axialen Aufnahmen darstellen.

Die Behandlung ist bei reinen Basisfrakturen ohne Begleitverletzungen wie Liquorfisteln und Gefäßverletzungen konservativ. Immer ist eine stationäre Aufnahme mit sorgfältiger Beobachtung notwendig. Bei einer profusen arteriellen Blutung aus der Nase als Folge einer Karotisverletzung muß als Notfallmaßnahme eine feste Tamponade des Epipharynx erfolgen. Das Ohr wird beim Austritt von Liquor, Blut oder Hirngewebe nicht tamponiert, sondern nur steril abgedeckt.


### 8.2.3 Gesichtsschädelverletzungen

Bei Schädelverletzungen ist in einem hohen Prozentsatz der Gesichtsschädel mitbeteiligt. Dabei kommt es zu typischen Frakturen:

*Le Fort I:* Absprengung der basalen Oberkieferhälfte oberhalb der Gaumenplatte. Die Frakturlinie verläuft von der Apertura piriformis über die faziale Kieferhöhlenwand, die Crista zycomatico-alveolaris und durch das Tuber maxillae; Fraktur der medialen Kieferhöhlenwand und des Vomer.

*Le Fort II:* Durchtrennung der Nasenwurzel in Höhe der frontonasalen bzw. frontomaxillären Sutur. Die Frakturlinie zieht über die mediale Orbitawand zum Orbitaboden und zum mittleren Infraorbitalrand, über die faziale Kieferhöhlenwand zur Crista zycomaticoalveolaris und zur Kieferhöhlenhinterwand mit Abtrennung des Flügelfortsatzes.

*Le Fort III:* Abtrennung des gesamten Gesichtsschädels von der Schädelbasis. Die Frakturen verlaufen durch die frontonasalen und frontomaxillären Suturen, Tränenbein, mediale Orbitawand zur Fissura orbitalis und von dort aus sowohl zur Flügelgaumengrube als auch nach kranial bis zum lateralen Orbitarand.

Isolierte *Orbitafrakturen* betreffen einmal den unteren Orbitarand und den Orbitaboden, zum anderen nur den dünnen Orbitaboden (blow-out-Fraktur): Bei letzterer kommt es infolge eines kurzdauernden Überdrucks in der Orbita durch direkte Gewalteinwirkung auf den Bulbus zu Prolaps und Inkarzeration von Fettgewebe und Muskulatur (Mm. rectus und obliquus inferior) in die Kieferhöhle. Die Folgen sind Bewegungseinschränkungen, Bulbusschiefstand und Doppelbildwahrnehmungen.


## 8.3 Fronto-, medio- und laterobasale Frakturen

Gemeinsam ist diesen Verletzungen das Vorliegen basaler Schädelfrakturen mit Beteiligung der pneumatisierten Räume (Nasennebenhöhlen, Mastoid). Bei gleichzeitiger Duraverletzung besteht eine offene Verbindung zwischen Schädelinnerem und Außenwelt mit der Gefahr lebensbedrohlicher entzündlicher Komplikationen.

> Frakturen mit Beteiligung der pneumatisierten Räume sind als offene Hirnverletzungen anzusehen und zu behandeln.

### 8.3.1 Frontobasale Frakturen

Diese Frakturen erfordern erhebliche Gewalteinwirkungen (direkte durch frontoorbitalen Aufprall des Kopfes, indirekte durch Quetschung des Gesamtschädels mit nachfolgenden Berstungsfrakturen an Kalotte und Schädelbasis), wie sie vor allem bei Verkehrsunfällen auftreten. Dabei kann die dünne Dura an der Frontobasis einreißen (über der Lamina cribrosa des Siebbeins, an der Stirnhöhlenhinterwand, am Siebbeinzellen- und Keilbeinhöhlendach). Da durch die Fraktur gleichzeitig die pneumatisierten Räume der Nasennebenhöhlen und zum Teil der Augenhöhlen mit eröffnet werden, ist das Kriterium einer offenen Schädel-Hirn-Verletzung auch bei intakter Haut erfüllt.

Die *klinische Symptomatik* ist vom Ausmaß der Mitschädigung der intrakraniellen Strukturen abhängig und sehr unterschiedlich ausgeprägt; bei etwa ⅓ der Patienten steht die zerebrale Symptomatik im Vordergrund. Eine längere Bewußtlosigkeit besteht meist nicht, auch neurologische Ausfälle (Schädigungen der Augenmuskelnerven, hypophysär-dienzephale Symptome) sind selten. In etwa 10% wird der N. opticus geschädigt. Riechstörungen durch Abriß der Fila olfactoria oder Kontusion des Bulbus olfactorius sind häufig.

Leitsymptom ist der Liquoraustritt aus der Nase *(Rhinoliquorrhoe)*, meist schon in den ersten Stunden nach dem Trauma. Ein verzögertes Auftreten ist häufig, wenn die Duraverletzung durch Knochenfragmente, interponierte Nebenhöhlenschleimhaut, Blutkoagula oder ein stärkeres Hirnödem zunächst verlegt wird. In diesen Fällen tritt der Liquorfluß erst sekundär nach plötzlichem intrakraniellen Druckanstieg (z. B. durch Husten, Pressen oder Niesen) in Erscheinung. Zur Liquorrhoe kommt es am häufigsten bei Verletzungen der Lamina cribrosa, des Siebbeindachs und der Stirnhöhlenhinterwand, seltener bei Keilbeinfrakturen. In seltenen Fällen kommt es auch bei Frakturen der mittleren Schädelgrube via Tuba Eustachii zur nasalen Liquorrhoe. Der Liquor kann auch durch das frakturierte Siebbein in die Orbita gelangen und dort eine fluktuierende Vorwölbung verursachen, die manchmal als entzündliche Schwellung fehlgedeutet wird.

Der Liquorfluß ist meist eindeutig nachweisbar. Beweisend ist ein Zuckergehalt von über 30 mg%. In Zweifelsfällen kann man den Patienten zum Vorbeugen des Kopfes veranlassen oder den Liquorfluß durch

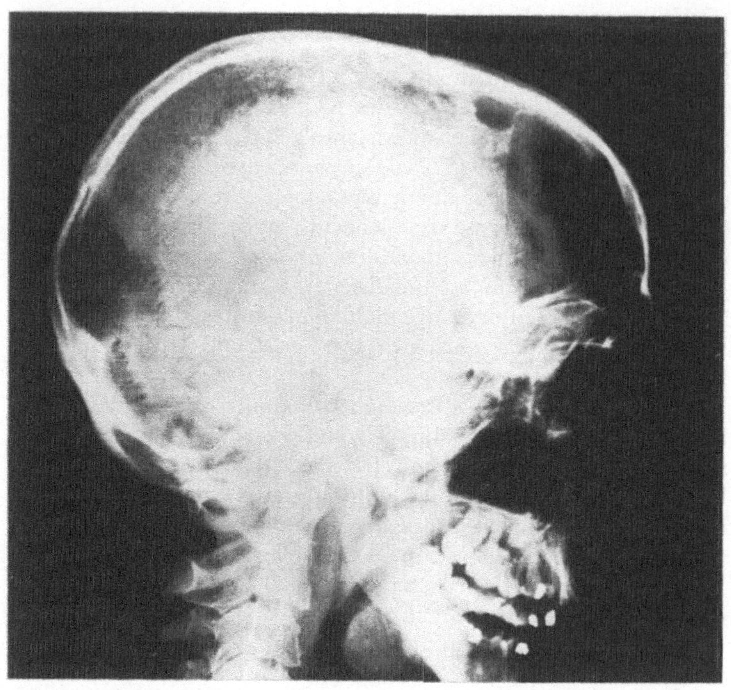

**Abb. 8.** Ausgedehnte Pneumatozele nach frontobasaler Verletzung

Kompression der Jugularvenen verstärken. In der postakuten Phase erbringt auch die Isotopen-Liquorszintigraphie gute Ergebnisse. Ebenfalls beweisend für eine traumatische Kommunikation zwischen Außenwelt und Schädelinnerem ist der Nachweis einer intrakraniellen Luftansammlung *(Pneumatozele)*, die sich meist innerhalb von 2–4 Tagen, manchmal aber auch erst nach einigen Monaten entwickelt. Die Luftansammlung kann verschieden lokalisiert sein (subarachnoidal, intrazerebral, intraventrikulär) und läßt sich röntgenologisch (Abb. 8) und computertomographisch (Abb. 9) gut nachweisen. Sie wird am häufigsten bei Frakturen des vorderen Siebbeins gefunden, seltener bei Frakturen des hinteren Siebbeins und des Keilbeins. Als Entstehungsmechanismus wird ein Ventileffekt infol-

**Abb. 9a, b.** Pneumatozelen unterschiedlicher Ausdehnung nach frontobasalen Verletzungen

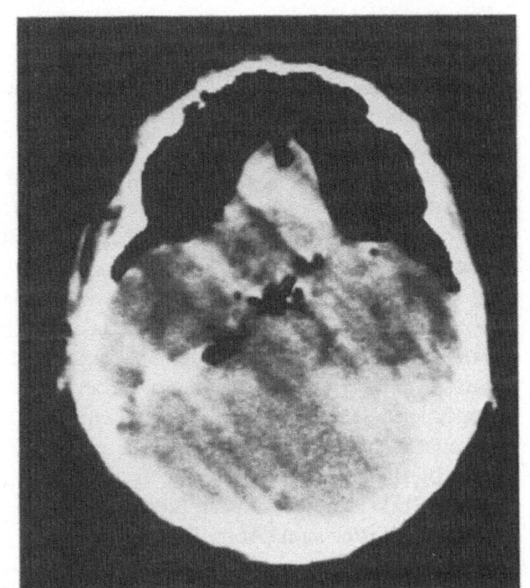

a

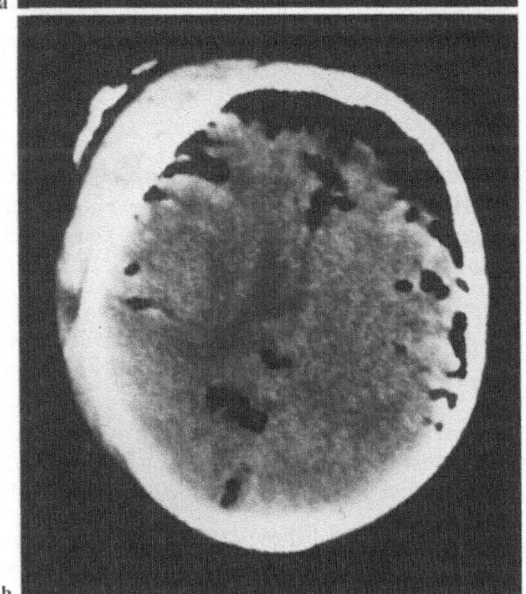

b

ge eines Arachnoideadefektes angenommen. Die Pneumatozele kann symptomlos bleiben, bei stärkerer bilateraler Ausdehnung aber auch Hirndruckzeichen mit Kopfschmerzen und zerebralen Anfällen auslösen.

Die *Röntgendiagnostik* frontobasaler Frakturen kann wegen der zahlreichen sich überlagernden Knochenstrukturen und des starken Kontrastes gegenüber den lufthaltigen Räumen auch für den erfahrenen Radiologen schwierig sein. Durch die Standardaufnahmen werden nur etwa 50% der Frakturen in der Stirnhöhlenhinterwand oder im Siebbein aufgedeckt, zusätzliche Spezialaufnahmen (nach WELIN und nach RHESE, überkippt, axial, okzipitomental, okzipitonasal, Tomographie) erhöhen die Ausbeute auf etwa 80%. Vor allem kommt es darauf an, Frakturen der Nebenhöhlen, insbesondere der Stirnhöhlenhinterwand, des Siebbeins und der Orbita nachzuweisen oder auszuschließen. Oftmals ist eine einseitige Verschattung oder Spiegelbildung in den Nebenhöhlen der einzige indirekte röntgenologische Frakturhinweis. Auch hierbei kann die Computertomographie sehr hilfreich sein (Abb. 10).

> Es besteht fast immer eine erhebliche Diskrepanz zwischen dem Röntgenbefund und den intraoperativ nachweisbaren ausgedehnten Verletzungsfolgen.

Da die Wahrscheinlichkeit eines spontanen Duraverschlusses gering ist und lebensbedrohliche entzündliche Komplikationen zu befürchten sind (Meningitis, Enzephalitis, Hirnabszeß), ergibt sich die dringliche Indikation zum operativen Duraverschluß. Die Wahl des Operationszeitpunktes ist vom Zustand des Verletzten abhängig:

*Sofortoperation* bei nach außen offenen Hirnverletzungen (sofern der Allgemeinzustand den Eingriff erlaubt); bei massiven Blutungen, die nur durch eine Stabilisierung der Mittelgesichtsfrakturen gestillt werden können;

*verzögerte Operation* bei schlechtem Allgemeinzustand und vitalen Funktionsstörungen (Atmung, Kreislauf, Hirnödem); bei gedeckten Verletzungen und gutem Allgemeinzustand (Wahleingriff).

Als Wahleingriff wird die Operation in der Regel innerhalb der ersten 10 Tage vorgenommen. In diesen Fällen ist zur Infektionspro-

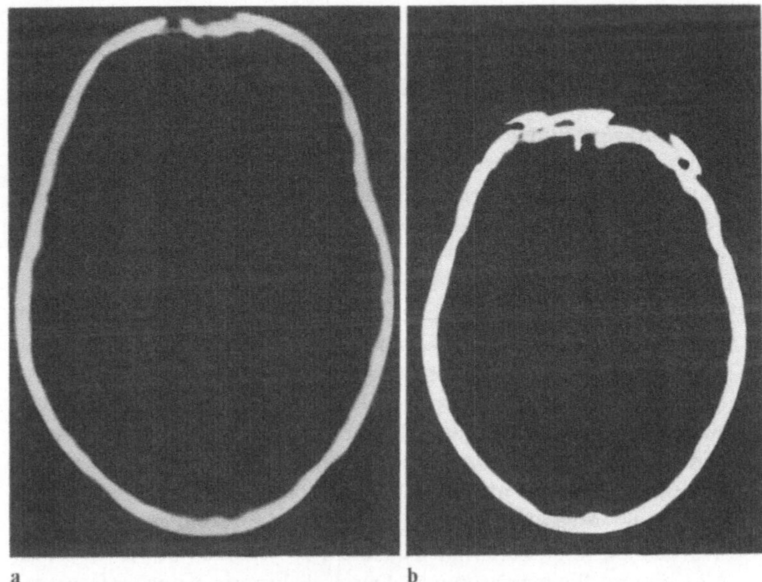

**Abb. 10 a, b.** Computertomographischer Nachweis frontobasaler Frakturen. **a** Impressionsfraktur, **b** ausgedehnte Trümmerfraktur

phylaxe die Gabe von Penicillin + Ampicillin zu empfehlen. Die definitive Versorgung erfolgt durch einen Visierlappenschnitt über einen transfrontalen Zugang. Bei sicherer Seitenlokalisation wird einseitig, andernfalls bifrontal kraniotomiert. Nach Inspektion der Stirnhöhlenhinterwand und des Siebbeins werden die Knochenfragmente entfernt, Hirntrümmer, Blutungen und die Schleimhaut der Nebenhöhlen ausgeräumt und der Duradefekt plastisch gedeckt. Aus kosmetischen Gründen wird eine frühzeitige plastische Deckung des Knochendefektes angestrebt. Vielfach ist eine primäre Rekonstruktion mit dem Eigenknochen möglich.

## 8.3.2 Mediobasale Frakturen

Diese Verletzungen sind seltener als die frontobasalen, verursachen aber schwere klinische Krankheitsbilder. Sie setzen erhebliche Traumen voraus und treten meist als Motorradfahrerverletzungen auf. Es handelt sich um Frakturen im Bereich der medialen Schädelbasis (Planum sphenoidale, Sella turcica, Klivus), häufig mit Eröffnung der pneumatisierten Räume.

*Klinisch* kann eine Liquorrhoe bestehen, ausgelöst durch Frakturen und Durazerreißungen am Keilbein. Häufig kommt es auch zu einer Mitverletzung des Tractus oder Bulbus olfactorius mit Anosmie. Fast immer besteht eine anhaltende initiale Bewußtlosigkeit. Die enge Nachbarschaft zu den Nn. optici, Chiasma und zur zentralen Sehbahn erklärt die häufige Mitbeteiligung der Sehfunktion: Durch Knochensplitter, Blutung oder Ödem kann der Sehnerv bis zur Amaurose geschädigt werden. Unvollständige Läsionen, z. B. durch Impression der vorderen Klinoidfortsätze, können zur einseitigen oder bitemporalen Hemianopsie führen. Seltener sind das Chiasma oder die Tractus optici betroffen. Isolierte Frakturen durch das Dorsum sellae können gelegentlich eine Abduzens- und Fazialisparese verursachen. Aus Kontusionsschädigungen der Hypophyse oder Unterbrechung der infundibulären Nervenfasern können schwere endokrine Ausfallerscheinungen resultieren (Diabetes insipidus, Morbus Cushing, zerebrale Fettsucht, Adynamie, Gewichtsverlust, Libido- und Potenzstörungen). Durch dislozierte Knochenfragmente, vor allem bei Sellafrakturen, können Aneurysmen der A. carotis interna und Thrombosen des Sinus cavernosus entstehen.

*Röntgenologisch* ist nach Frakturen im Planum sphenoidale, der Sella, den Seitenwänden des Keilbeinkörpers und der Basis des großen Keilbeinflügels zu suchen. Manchmal sind auch Abrißfrakturen an den vorderen Klinoidfortsätzen nachweisbar. Auch Orbitadach, Lamina cribrosa des Siebbeins und die basalen Knochenkanälchen (Canalis opticus, Fissura orbitalis superior, Foramen rotundum) können mitbetroffen sein. Häufig ist aber der röntgenologische Nachweis eines Liquor-Luft-Spiegels in der Keilbeinhöhle bei seitlicher Projektion der einzige zuverlässige Befund, der auch computertomographisch nachweisbar ist.

Die *Behandlung* ist im Akutstadium eine intensivmedizinische. Der Diabetes insipidus bildet sich in aller Regel spontan zurück und bedarf meist keiner hormonellen Substitution. Verletzungen von N. opticus, Chiasma und Tractus opticus sind irreversibel und chirurgisch nicht angehbar. Eine Liquorfistel zur Keilbeinhöhle wird nach Besserung des Allgemeinzustandes in typischer Weise plastisch verschlossen.

48

### 8.3.3 Laterobasale Frakturen

Auch diese Verletzungen sind die Folgen direkter oder indirekter
Gewalteinwirkungen, deren Leitsymptom der Blut- und/oder Liquoraustritt aus dem Ohr ist. Da aber meist keine klaffenden Dura-
verletzungen entstehen, ist seltener mit den gefürchteten entzündli-
chen intrakraniellen Komplikationen zu rechnen als bei den
frontobasalen Frakturen. Nach Lokalisation und klinischer Sympto-
matologie sind 2 Verletzungstypen zu unterscheiden:

**Felsenbeinlängsbrüche.** Diese Frakturen sind mit etwa 75% am häufigsten. Sie entstehen meist durch laterale Gewalteinwirkung, begin-
nen im squamösen Teil des Os temporale, verlaufen parallel und entlang der Vorderkante der Felsenbeinpyramide bis zum Foramen
lacerum oder sogar bis zur Pyramidenspitze der Gegenseite. Die
Frakturen führen zur Trommelfellzerreißung mit Blutaustritt aus
dem Ohr und Trommelfellrandbruch. Eine Otoliquorrhoe tritt meist
nur bei kombinierten Längs- und Querbrüchen auf. Durch Blutung
in die Paukenhöhle (Hämatotympanon) oder Luxation der Gehör-
knöchelchenkette kann eine Schalleitungsschwerhörigkeit entstehen. Eine direkte Beteiligung des vestibulären (Gleichgewicht) und
kochleären Apparates (Hören) ist ungewöhnlich. In etwa 20% besteht eine Fazialisparese; diese tritt meist als Spätlähmung infolge
Nervenkompression durch Blutung oder Ödem auf und hat eine
günstige Prognose.

**Felsenbeinquerbrüche.** Durch indirekte frontale und okzipitale Gewalteinwirkungen können quer zur Felsenbeinlängsachse verlaufende Frakturen auftreten. Sie kommen jedoch nur selten isoliert vor,
sondern sind meist Teil einer längsverlaufenden Basisfraktur. Als innerer Querbruch ziehen sie durch Schnecke und Gehörgang, als äu-
ßerer Querbruch durch Innenohr und Canalis n. facialis. Durch
Schädigung des 8. Hirnnerven (N. vestibulocochlearis) oder des häu-
tigen Labyrinths kommt es zum Innenohrausfall mit Schallempfin-
dungsschwerhörigkeit, Spontannystagmus zur gesunden Seite und
Drehschwindel. In etwa 50% besteht eine Fazialislähmung, meist als
Sofortlähmung durch Nervenzerreißung mit schlechter Prognose.
Häufig kommt es auch zu Blut- und Liquoraustritt aus dem Ohr (bei
intaktem Trommelfell tritt ein Hämato- oder Liquortympanon auf).

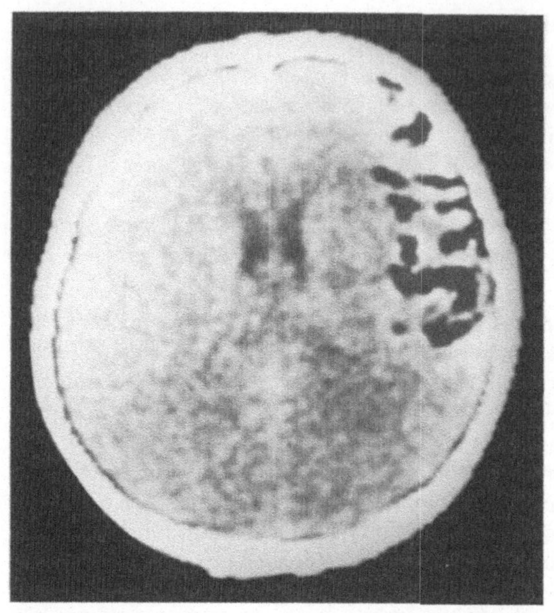

**Abb. 11.** Subarachnoidale Lufteinschlüsse bei rechtsseitiger laterobasaler Fraktur

Bei Verdacht auf laterobasale Frakturen sind neben den Röntgenstandardaufnahmen immer auch Spezialprojektionen nach SCHÜLLER und MAYER (für Längsfrakturen) sowie nach STENVERS (für Querfrakturen) sowie axiale Basisaufnahmen und häufig auch eine Tomographie notwendig. Computertomographisch sind meist sowohl die Frakturen als auch die subarachnoidalen Lufteinschlüsse gut nachweisbar (Abb. 11).

In der Akutphase wird das Ohr nur aseptisch abgedeckt, otoskopische Untersuchungen sind zu unterlassen.

Eine Operationsindikation ist bei laterobasalen Frakturen nur selten gegeben. Erst bei länger bestehender Otoliquorrhoe ist sekundär ein plastischer Duraverschluß notwendig. Die meisten Durarisse dieser Region verkleben spontan und erfordern keinen operativen Eingriff. Eine Fazialisdekompression ist nur selten indiziert, da sie bei der So-

50

fortlähmung infolge Nervenzerreißung ohne Effekt ist und sich die Spätlähmung infolge Nervenödems auch spontan gut bessert.


## 8.4 Offene Hirnverletzungen

Kriterium der offenen Hirnverletzung ist die Eröffnung der Dura, was oft erst bei der operativen Versorgung festgestellt werden kann. Auch die basalen Frakturen mit Zerreißung der Dura und offene Impressionsfrakturen mit Durabeteiligung müssen deshalb den offenen Hirnverletzungen zugerechnet werden.

Das klinische Bild ist unterschiedlich stark ausgeprägt, abhängig vom Ort der Gewalteinwirkung und dem Ausmaß der zerebralen Schädigung, insbesondere der Mitbeteiligung des Hirnstamms; eine Bewußtlosigkeit muß nicht in jedem Falle vorliegen.

> Behandlungsgrundsatz: die offene Hirnverletzung wird in eine geschlossene verwandelt.

Die Versorgung erfolgt zum frühest möglichen Zeitpunkt, d. h. nach Stabilisierung der Vitalfunktionen. Nach Wundausschneidung, Entfernung eingesprengter Fremdkörper, Knochentrümmer und zerstörten Hirngewebes wird die Dura lückenlos und spannungsfrei verschlossen. Bei größeren Duradefekten oder Hirndruck muß eine plastische Deckung vorgenommen werden. Hierzu eignet sich am besten körpereigenes Material (Temporalmuskel, Fascia lata), eine Lyoduraplastik sollte nur bei sicher aseptischen Wundverhältnissen vorgenommen werden. Knochendefekte von über 3 cm Durchmesser müssen ebenfalls verschlossen werden, entweder mit den gesäuberten Frakturfragmenten oder als Sekundäreingriff durch Kunstharzplastik. Wir geben in allen Fällen ein Breitbandantibiotikum.


### 8.4.1 Schußverletzungen

In Friedenszeiten kommen Schußverletzungen in suizidaler Absicht, als Unfälle oder kriminelle Handlungen vor, meist durch Faustfeuerwaffen (Pistolen, Revolver). Die Schußverletzungen können wie folgt klassifiziert werden:

*Impressionsschüsse:* Ein flachwinkelig auftreffendes Geschoß mit geringer Geschwindigkeit durchschlägt die Kalotte nicht und wird abgelenkt. Die Knochenfragmente verletzen die Dura und können pyramidenförmig in das Gehirn eindringen.

*Steckschüsse:* Das Geschoß verliert kurz nach Durchschlagen der Schädeldecke seine Beschleunigung und bleibt am Ende der Splitterpyramide liegen (als Sonderform kann der *innere Prellschuß* von der Tabula interna der Gegenseite abprallen und zurückverlaufen).

*Durchschüsse:* Ein rechtwinkelig auftreffendes Geschoß von ausreichender Geschwindigkeit durchschlägt die Schädeldecke zweimal. Dabei kann das Ventrikelsystem eröffnet und der Hirnstamm verletzt werden.

Je nach Schußform und Lokalisation resultiert ein unterschiedlich schweres klinisches Bild (Bewußtlosigkeit, Hirnnervenausfälle, Halbseitensymptome, Zeichen der Hirnstammschädigung, Mittelhirn-Syndrom). Als Frühkomplikationen treten in einem hohen Prozentsatz intrakranielle Blutungen und Entzündungen (Enzephalitis, Meningitis, Hirnabszeß) auf. Röntgenaufnahmen und die Computertomographie ergeben charakteristische Befunde (Abb. 12, 13).
Die Behandlung ist primär eine Aufgabe der Intensivtherapie. Die Weiterbehandlung und damit auch die Verlegung in die Spezialabteilung wird von der Schußform und der Bewußtseinslage abhängig gemacht:

*Impressionsschüsse:* Operationsindikation gegeben (Wundtoilette, Entfernung der imprimierten Knochenfragmente, Duraplastik).

*Steckschüsse:* Eine Operationsindikation ist nur gegeben, wenn keine Zeichen der Hirnstammverletzung, ein traumatisches Mittelhirn-Syndrom oder besonders ungünstige Geschoßlage vorliegen.

*Durchschüsse:* Eine Operationsindikation besteht nur bei frontalen Durchschüssen (vor dem Balkenknie), nicht im tiefen Koma.

Ziel der operativen Versorgung ist die Entfernung von Fremdkörpern (Geschoßteile, Knochensplitter), Gewebstrümmern und Blutungen sowie der Duraverschluß.

> Die Operation einer Hirnschußverletzung darf nicht gefährlicher sein als die Verletzung selbst.

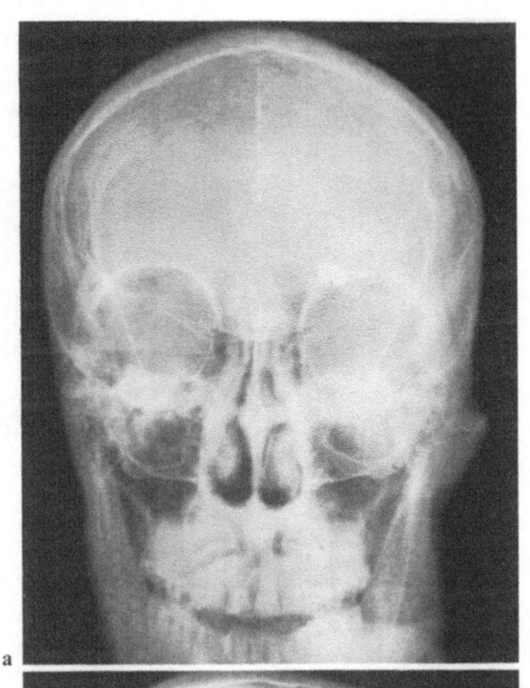

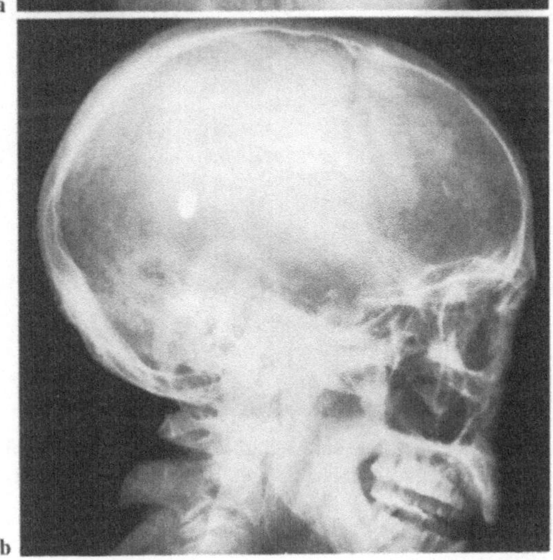

**Abb. 12a, b.** Pistolen-
steckschuß

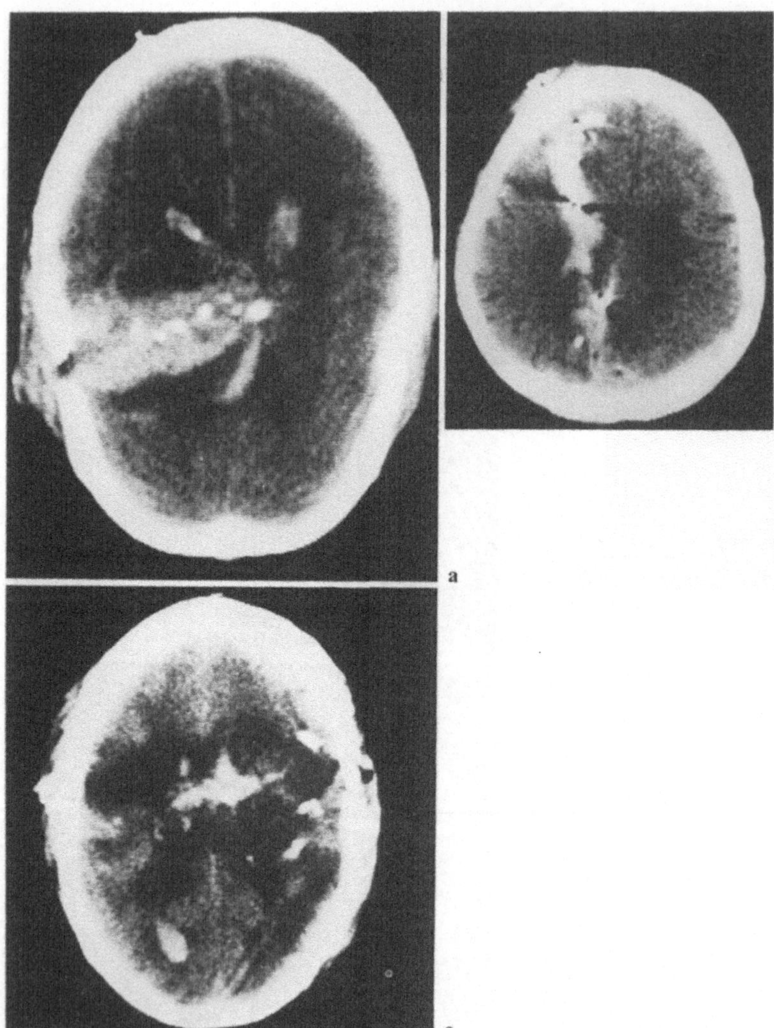

**Abb. 13a–c.** Verschiedene Schußformen im Computertomogramm. **a** Steckschuß links parietal, **b** Durchschuß von links frontal nach rechts okzipital, **c** temporaler Durchschuß

54

Die Prognose Hirnschußverletzter ist ernst. Bei Steckschüssen liegt die Mortalität um 40%, bei Durchschüssen um 80%. Hirnstammläsionen mit primärem Koma und Streckmechanismen werden meist nicht überlebt. Gefürchtete Spätkomplikationen sind vor allem Hirnabszesse mit mitunter langen Latenzzeiten, die sich meist um imprimierte Knochenfragmente entwickeln. Bei Überlebenden können als Defektsymptome Halbseitenlähmungen, Optikusatrophie, zerebrale Anfallsleiden und anhaltende Psychosyndrome zurückbleiben.

### 8.4.2 Bolzenschußverletzungen

Verletzungen durch *Viehschußapparate* kommen meist als Suizidhandlung bei Metzgern vor. Beim typischen Aufsetzen in Stirnmitte wird der etwa 9 cm lange Bolzen bis in den oralen Hirnstamm vorgetrieben und führt zum sofortigen Koma und raschen Tod. Die Verletzung ist durch ihre charakteristischen Merkmale leicht zu diagnostizieren:

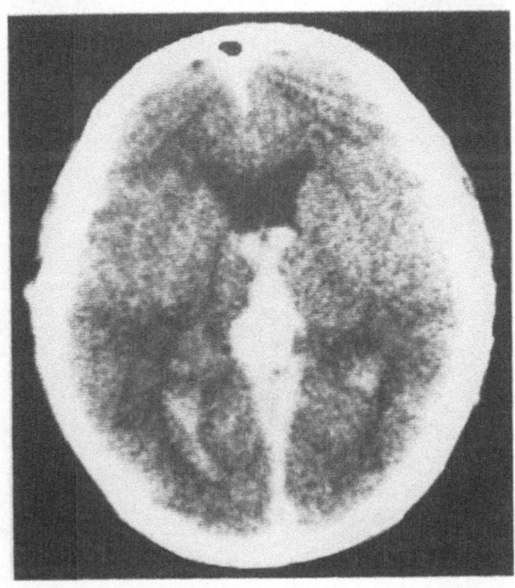

**Abb. 14.** Typische (frontale) Bolzenschußverletzung

- kreisrunde Einschußöffnung,
- langer intrazerebraler Schußkanal,
- ausgestanztes Knochenstück am Ende des Schußkanals,
- Fehlen metallischer Fremdkörper im Schädelinneren (der Bolzen
  wird durch einen Federmechanismus zurückgezogen).

Die typischen Röntgenbilder und Computertomogramme (Abb. 14,
15) bestätigen die Verdachtsdiagnose. Bei sofortigem tiefen Koma
infolge Hirnstammzertrümmerung sind operative Eingriffe aus-
sichtslos und deshalb nicht indiziert. Eine chirurgische Intervention
mit Säuberung des Schußkanals und Duraverschluß ist dann notwendig, wenn der Apparat seitlich aufgesetzt wurde oder abrutschte
und nur eine oberflächliche Hirnrindenverletzung verursachte. Aber
auch in diesen Fällen kommt es häufig zu einer nicht beherrschbaren
eitrigen Enzephalitis und Meningitis.
Die im Baugewerbe üblichen *Nagelschußgeräte* können bei leichtsin-
niger Handhabung ebenfalls zu penetrierenden Hirnverletzungen

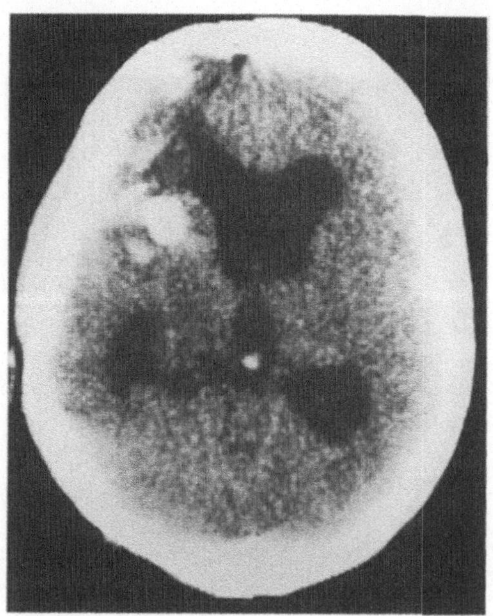

**Abb. 15.** Atypische (temporale) Bolzenschußverletzung

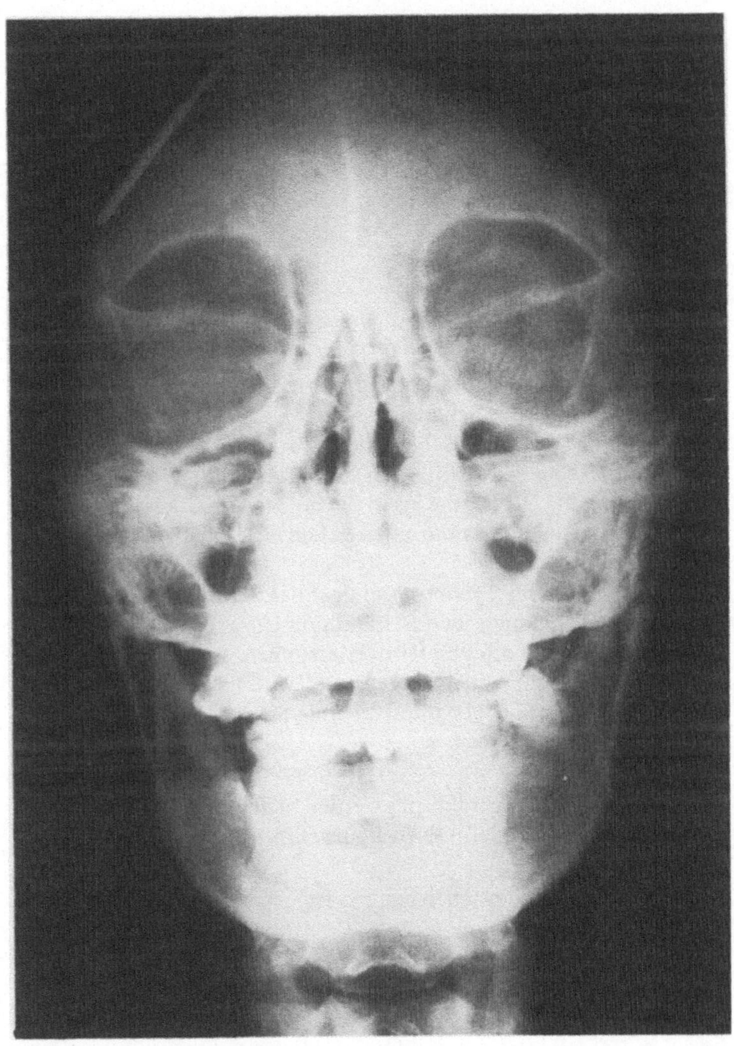

**Abb. 16.** Nagelschußverletzung rechts parietal

führen (Abb. 16). Wegen des kleinen Kalibers und der geringen Geschwindigkeit der Nägel sind die resultierenden Verletzungen meist jedoch nicht so schwerwiegend. Die operative Behandlung erfolgt in der für Schußverletzungen üblichen Weise (Entfernung aller Fremdkörper, Revision und Säuberung des Schußkanals mit sorgfältiger Blutstillung, Duraplastik).

### 8.4.3 Pfählungsverletzungen

Ursächlich kommen für diese Verletzungen eine Vielzahl spitzer, schmaler Gegenstände in Frage (Bleistifte, Skistöcke usw.); sie betreffen meist das Kindesalter. Die Gegenstände dringen mit geringer Eigengeschwindigkeit durch präformierte Lücken (Fontanellen, Orbita, Foramina an der Schädelbasis) oder nach Perforation dünner Knochenlamellen in das Schädelinnere ein, wobei die Kopfwunde relativ unauffällig sein kann. Am häufigsten sind Pfählungsverletzungen durch die Orbita, die bis in die mittlere Schädelgrube reichen können. Der Augapfel kann ausweichen und bleibt häufig unverletzt.
Klinisches Bild und Prognose sind von Lokalisation und Verletzungsausmaß abhängig. Die Behandlung entspricht den Grundsätzen bei den übrigen offenen Hirnverletzungen. Aus unsachgemäßen Versuchen, den pfählenden Gegenstand schon am Unfallort zu entfernen, können zusätzliche intrazerebrale Schädigungen und Gefäßverletzungen resultieren.

> Eingedrungene Fremdkörper werden nicht am Unfallort, sondern erst bei der definitiven neurochirurgischen Versorgung entfernt.

## 8.5 Gedeckte Hirnschädigungen und Hirnödem

Die gedeckten Hirnschädigungen werden traditionell in Commotio und Contusio cerebri unterschieden. Obwohl die Variationsbreite innerhalb dieser Verletzungsformen sehr groß und die Prognose sehr unterschiedlich ist, sind diese Syndrombegriffe in der Klinik weiterhin üblich. Diese Klassifikation ist dann zulässig, wenn man sich darüber im Klaren ist, daß eine Hirnkontusion vom mittelschweren Hirntrauma bis zur tödlich verlaufenden Verletzung reicht. Mechanogenese, Pathomorphologie und Pathophysiologie wurden schon kurz dargestellt (s. S. 5 ff.).

### 8.5.1 Commotio cerebri

Die Commotio (Hirnerschütterung) entsteht durch eine breitflächige, stumpfe Gewalteinwirkung mittlerer Intensität, die nicht zu morphologisch nachweisbaren, sondern rein funktionellen Störungen führt. Leitsymptome sind eine kurzdauernde Bewußtlosigkeit, eine Erinnerungslücke (retro- und anterograde Amnesie) und vegetative Funktionsstörungen (Übelkeit, Erbrechen, Schwindel, Kopfschmerzen, Kreislauflabilität). Davon abzugrenzen ist die *Contusio capitis* (Kopfprellung) ohne Bewußtseinsverlust und ohne Erinnerungslücke, die aber gelegentlich bei älteren Menschen zum Ausgangspunkt eines chronischen Subduralhämatoms werden kann. Kennzeichnend für den Schweregrad der Commotio ist die Dauer der Bewußtseinsstörungen (Sekunden bis Minuten). Manchmal besteht auch eine flüchtige neurologische Symptomatik mit Nystagmus, Hypotonie der Muskulatur, Reflexdifferenzen, wechselnder Pupillenweite oder Doppelbildern. Anfangs ist der Patient matt und schlafbedürftig, es können auch Blutdruck- und Pulsunregelmäßigkeiten bestehen. Die vegetativen Funktionsstörungen wie Übelkeit, Erbrechen und orthostatische Beschwerden treten oft erst im Intervall auf.

> Bei Verdacht auf Commotio ist in jedem Falle eine kurze stationäre Beobachtung erforderlich.

Wenn die Röntgenaufnahmen Hinweise auf eine Fraktur ergeben, muß der stationäre Aufenthalt bis zum sicheren Hämatomausschluß auf mindestens 3 Tage ausgedehnt werden. Bei glattem Verlauf ist der Verletzte in etwa 3 Wochen wiederhergestellt. Zu warnen ist vor unangemessen langer Bettruhe und unkritischen Analgetikagaben, die zur Chronifizierung und Anbahnung postkommotioneller Beschwerden beitragen. Solche Beschwerden äußern sich in diffusen

Kopfschmerzen, die tageszeitlich schwanken, durch Sonnenein-
strahlung, Alkoholgenuß, Bücken und Aufrichten verstärkt werden.
Manchmal werden auch Schwindel und Gangunsicherheit, Gedächtnisstörungen und Konzentrationsschwäche, rasche Ermüdbarkeit und Reizbarkeit geklagt.

Die Commotio-Symptomatik zeigt oft eine deutliche Altersabhängigkeit: Bei Jugendlichen ist die Akutsymptomatik stärker ausgeprägt (Intensität und Dauer der Bewußtseinsstörung und der vegetativen Symptome), bei Älteren dominieren die Sekundärsymptome
(Dauer der amnestischen Lücke, länger anhaltende vegetative Beschwerden).

### 8.5.2 Contusio cerebri

Die Contusio cerebri (Hirnprellung, Hirnquetschung) hat als Ursache eine substantielle Hirnläsion unterschiedlicher Lokalisation und
Ausdehnung. Demzufolge variiert das klinische Bild in allen Schweregraden.

Führendes Symptom ist die *Bewußtseinsstörung*, tiefer und länger
anhaltend als bei der Commotio. Sie dauert Stunden oder Tage an,
kann aber auch ohne Intervall in ein sekundäres Koma hinüberglei-
ten. Wenn das Bewußtsein langsam wiederkehrt, wird meist ein Sta-
dium der Verwirrung, Angst, Unruhe und Desorientiertheit durch-
laufen. Ein *Durchgangs-Syndrom* mit psychomotorischer Verlangsamung, Antriebsschwäche, Affektabflachung, Merkfähigkeits- und
Gedächtnisstörungen kann über längere Zeit bestehen bleiben.

Im flachen Koma sind die Augen geradeaus gerichtet oder in leichter Divergenzstellung, häufig finden sich Pendelbewegungen
(„schwimmende Bulbi"). An neurologischen Herdsymptomen können Hemi- oder Monoparesen, Reflexsteigerungen, Pyramidenbahnzeichen, Aphasien und temporäre Gesichtsfeldstörungen nachweisbar sein. Eine sichere Lokalisationsdiagnostik ist im Frühstadium jedoch kaum möglich.

Für die Prognose einer Hirnkontusion hat die Mitbeteiligung des
*Hirnstamms* entscheidende Bedeutung. Eine Hirnstammläsion kann
im Rahmen einer diffusen Hirnverletzung bestehen oder isoliert vorkommen; letztere Form ist erst seit routinemäßiger Anwendung der
Computertomographie nachweisbar geworden und wird bei 10–20%
aller schweren Schädel-Hirn-Traumen beobachtet. In diesen Fällen

bestehen primäre, anhaltend tiefe Bewußtlosigkeit, bilaterale Pupillenstörungen, Haltungsanomalien des Körpers (Streck-Beuge-Stellung) und Störungen der Atmung und des Kreislaufs.

Häufiger ist jedoch die *sekundäre Hirnstammschädigung* als Folge einer Hirnödem-bedingten intrakraniellen Drucksteigerung, die von rostral nach kaudal fortschreitet und zu charakteristischen klinischen Syndromen mit Beeinträchtigung der Bewußtseinslage, Atemform, Willkürmotorik und Reflexverhalten, Pupillenmotorik und Augenbewegungen führt:

### Zwischenhirn-Syndrom

- Bewußtseinslage: verlangsamt, schläfrig, unruhig; manchmal fortschreitend bis zum Koma.
- Atmung: unregelmäßig; manchmal Cheyne-Stokes-Atmung.
- Motorik: Massen- und Wälzbewegungen, auf Schmerzreize Strecktendenz der Beine; Tonus erhöht; Babinski-Phänomen positiv.
- Pupillen: eng.
- Augen: „schwimmende" Bulbusbewegungen oder Divergenzstellung ohne Spontanbewegungen.
- Hirnstammreflexe: noch auslösbar.
- Vegetativum: Puls und Blutdruck wechselnd, meist aber, ebenso wie die Körpertemperatur, leicht erhöht; gesteigerte Salivation und Bronchialsekretion.

Diese Funktionsstörung des oberen Hirnstamms ist noch voll reversibel, aber der Verletzte ist stark gefährdet.

### Mittelhirn-Syndrom

> Verdächtig auf eine beginnende Mittelhirneinklemmung sind Schweißausbrüche, Anstieg der Puls- und Atemfrequenz und ein progredienter Blutdruckanstieg.

Das Vollbild kann sich innerhalb von 30 Minuten bis 2 Stunden entwickeln.

- Bewußtseinslage: tiefes Koma.
- Atmung: gleichmäßig beschleunigt (zentrale Hyperpnoe, Maschinenatmung) mit hohen $pO_2$- und niedrigen $pCO_2$-Werten.

- Motorik: Strecksynergien aller vier Extremitäten mit Opisthoto-
  nushaltung; Reflexe lebhaft, Babinski positiv.
- Pupillen: mittelweit mit träger Lichtreaktion.
- Augen: unbeweglich, Schielstellung.
- Hirnstammreflexe: Ziliospinal-Reflex erloschen, Kornealreflex
  noch auslösbar; Puppenkopf-Phänomen und vestibulo-okuläre
  Reaktion schwer auslösbar.
- Vegetativum: Entgleisung der vegetativen Funktionen (Hyper-
  pnoe, Hypertension, Tachykardie, Hyperthermie, Hyperhidrosis,
  Hypersalivation, Diabetes insipidus, Hyperpyrexie, Hyperglyk-
  ämie, Elektrolytstörungen).

Das primär-traumatische Mittelhirn-Syndrom hat eine infauste Prognose, das sekundäre infolge intrakranieller Drucksteigerung ist
prinzipiell reversibel, doch in der Regel (altersabhängig!) nur unvollständig.


**Pontin-medulläres (Bulbärhirn-) Syndrom**
Bei fortbestehendem Hirndruck und nach kaudal fortschreitender
Hirnstammschädigung tritt schließlich das bulbo-pontine Läh-
mungs-Syndrom ein.

- Bewußtseinslage: tiefes Koma.
- Atmung: scheinbar ruhiger.
- Motorik: Muskeltonus vermindert, Strecksynergien lassen nach.
- Pupillen: weit und reaktionslos.
- Augen: unbeweglich in Mittelstellung.
- Hirnstammreflexe: erloschen.

Im weiteren Verlauf wird die Atmung immer langsamer und unregel-
mäßig, ataktisch, geht in eine terminale Schnappatmung über und
sistiert schließlich völlig. Mit Blutdruckabfall und zunehmender
Pulsunregelmäßigkeit tritt der Tod ein.
Bei einseitiger Raumforderung im Temporallappen (raumfordernde
Kontusionen, traumatische Blutungen) werden die mediobasalen
Anteile des Temporallappens (Uncus und Gyrus hippocampi) nach
medial und kaudal verlagert – es entwickelt sich das *laterale (unkale)
Einklemmungs-Syndrom*. Führende Symptome sind die homolaterale Pupillenerweiterung infolge Okulomotoriusschädigung und kon-
tralaterale Pyramidenbahnzeichen, während die Bewußtseinslage

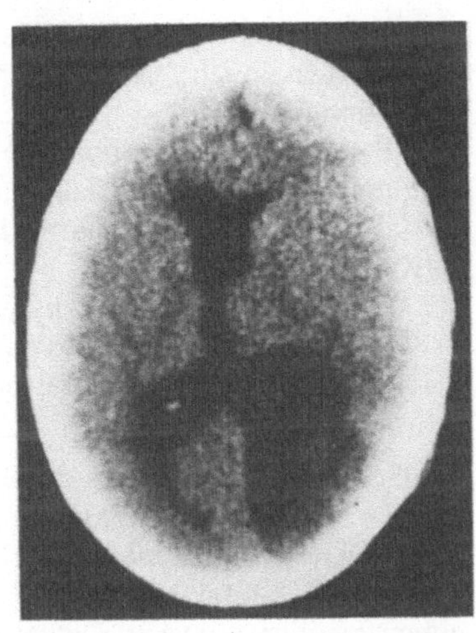

**Abb. 17.** Einklemmungsbedingte
Infarzierung im Versorgungsgebiet
der A. cerebri posterior rechts

häufig erst spät beeinträchtigt wird. Bei anhaltendem Druck entwik-
kelt sich daraus im weiteren Verlauf ebenfalls das Vollbild des traumatischen Mittelhirn-Syndroms. Charakteristisch ist auch die Kompression der A. cerebri posterior und ihrer zum Hirnstamm
verlaufenden Rami perforantes mit typischen (sekundären) ischämischen Hirnstammläsionen (Abb. 17).
Wird eine sekundäre, druckbedingte Hirnstammläsion oder globale
Großhirnschädigung im Akutstadium überlebt, kann es zur Ausbildung eines *apallischen Syndroms* kommen. Im Übergangsstadium
besteht zunächst eine anhaltende Bewußtlosigkeit *(Coma prolongé)*
mit Streckstellung aller Extremitäten (Dezerebrationshaltung) oder
Beugestellung der Arme und Streckstellung der Beine (Dekortikationshaltung). Die vegetativen Funktionen sind enthemmt: Tachykardie, labile Blutdruckwerte, Hyperthermie, vermehrte Speichel-
und Schweißsekretion. Dem schließt sich die Phase der *Parasomnie*
an mit ungezielten Flucht- und Abwehrbewegungen sowie Kau- und
Saugautomatismen. Später werden auch die Augen spontan geöffnet, aber der Patient fixiert nicht *(Coma vigile, akinetischer Mutis-
mus);* motorisch besteht meist eine Tetraspastik mit Beugestellung
der Arme und Streckstellung der Beine. Aus diesen Zwischenstadien
kann sich das Vollbild des apallischen Syndroms entwickeln, dessen
Symptome sich auf 3 Formenkreise zurückführen lassen:

- Ausfall der Großhirnfunktionen (Coma vigile: fehlende psychische Reaktionen; Aphasie, Agnosie; gestörter Schlaf-Wach-Rhythmus);
- Enthemmung der autonomen Hirnstammfunktionen (motorische Primitivschablonen wie Saug- und Kaubewegungen, Greifreflexe, Massenbewegungen; abnorme Haltungs- und Stellreflexe; vegetative Funktionsstörungen);
- Läsionen zentraler Funktionssysteme (Extremitätenkontrakturen; Parkinson-ähnliche Symptomatik wie Rigor, Salbengesicht und Hypersalivation; Blasen-Mastdarm-Störungen).

Vielfach ist bei sekundären druckbedingten Hirnstammschädigungen die apallische Symptomatik nur inkomplett ausgeprägt und kann sich innerhalb weniger Tage zurückbilden. Auch das komplette apallische Syndrom ist prinzipiell reversibel, meist bleibt jedoch ein unterschiedlich schwerer Defektzustand zurück; eine vollständige Wiederherstellung ist nur bei Jugendlichen zu erwarten. Die Remission erfolgt dann stufenweise mit der Rückkehr primitiver psychomotorischer Reaktionen und grober Abwehrbewegungen. Später folgen Blickzuwendung, Nachgreifen, grobes Erkennen, Normalisierung der emotionellen Reaktionen und des Schlaf-Wach-Rhythmus. Spontane und zweckgerichtete Willkürmotorik sowie die Sprache kehren zuletzt zurück.

Die *Diagnostik* kontusioneller Hirnschädigungen stützt sich vor allem auf wiederholte neurologische Untersuchungen; daneben kommen die instrumentell-diagnostischen Verfahren zum Einsatz (Röntgen, Computertomographie und Hirndruckmessung).

> Die weitere Diagnostik dient dem sicheren Ausschluß einer operationsbedürftigen raumfordernden intrakraniellen Blutung.

Bei etwa 20% aller Kontusionen werden Schädelfrakturen nachgewiesen, bei den schweren Formen mit langdauernder Bewußtlosigkeit erhöht sich der Anteil auf 50%. Über die Wahrscheinlichkeit des Vorliegens einer traumatischen intrakraniellen Blutung sagt der Frakturnachweis allerdings wenig aus.

Mit Hilfe der axialen *Computertomographie* (Abb. 18, 19) können die Folgen der kontusionellen Hirnschädigung in den meisten Fällen rasch und zuverlässig nachgewiesen werden, wegen der typischen Verlaufsdynamik sind allerdings vielfach wiederholte Untersuchungen angezeigt. Die typischen Kontusionsfolgen lassen sich wie folgt klassifizieren:

*Typ I:* Hochgradiges, generalisiertes Hirnödem mit Ventrikelkompression, verstrichenen Hirnwindungen und fehlender Darstellung der basalen Zisternen; keine umschriebenen Kontusionsherde.

*Typ II:* Typische Hirnkontusion mit solitären oder multiplen Arealen verminderter Dichte unterschiedlicher Lokalisation mit oder ohne Hirnödem und/oder Blutungsherden.

*Typ III:* Zu den Kontusionsherden kommen nicht raumfordernde Kontusionsblutungen unterschiedlicher Lokalisation (subdural, intrazerebral).

Bei dieser Klassifizierung ist jedoch zu berücksichtigen, daß die Grenzen zwischen den einzelnen Typen fließend sind und sich im Verlauf auch ändern können. Ferner sollte beachtet werden, daß es auch tödlich verlaufende Hirnschädigungen ohne sicher pathologischen computertomographischen Befund gibt.

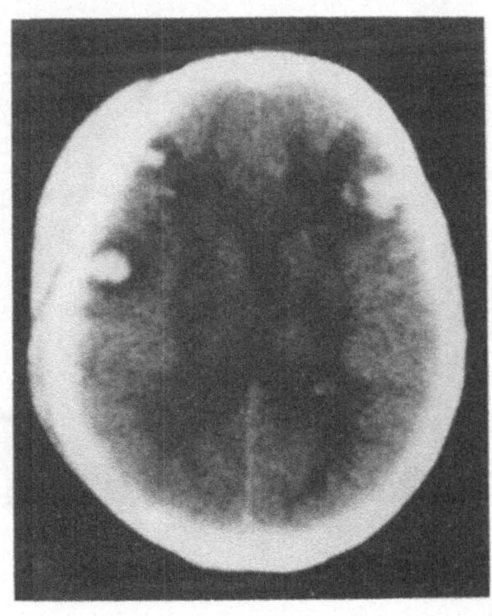

**Abb. 18.** Multiple Kontusionsherde

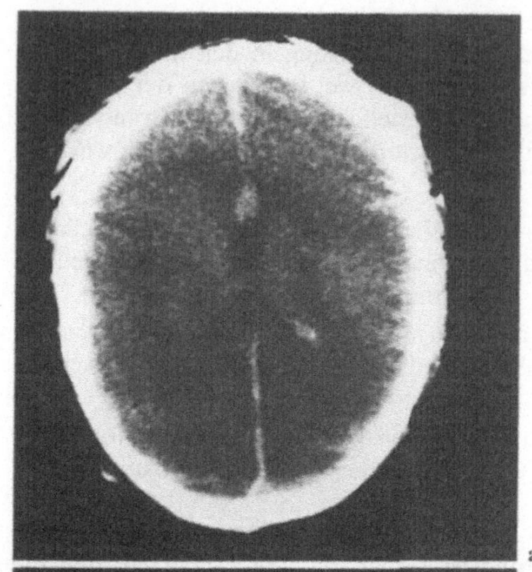

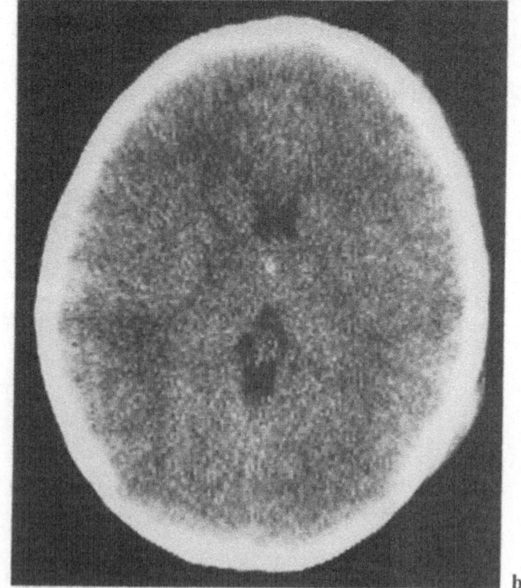

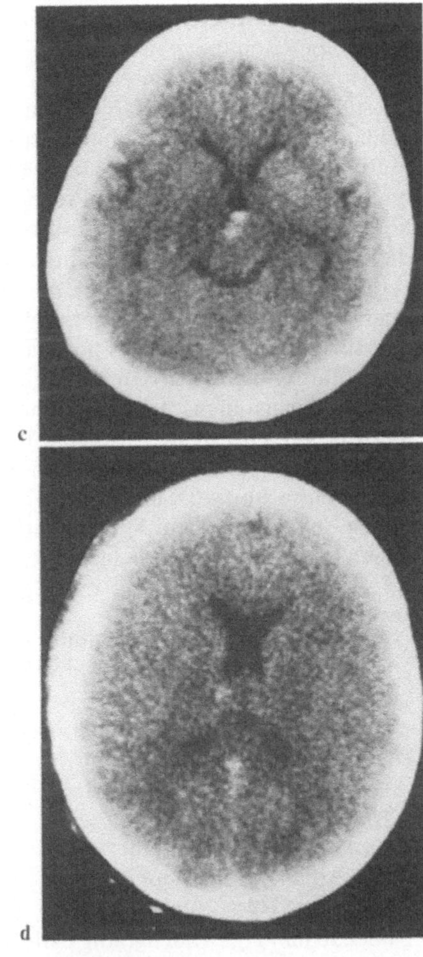

**Abb. 19 a–d.** „Tiefe" Hirnkontusionen unterschiedlicher Lokalisation. **a** Hirnkontusion mit Balkenblutung, **b** Hirnkontusion mit Mittelhirnblutung, **c** Hirnkontusion mit Ponsblutung, **d** Hirnkontusion mit Thalamusblutung

Im Rahmen schwerer, diffuser traumatischer Hirnschädigungen sind computertomographisch häufig auch intraventrikuläre Blutungen nachweisbar, oft kombiniert mit multiplen Kontusionsherden und subduralen Blutungen. Sie entstehen durch den Einbruch benachbarter intrazerebraler Blutungen in das Ventrikelsystem oder die Ruptur subependymaler Venen. Meist besteht dabei primär eine komatöse Bewußtseinslage, die Prognose ist oft schlecht.

Da für klinischen Verlauf und Prognose sowie therapeutische Entscheidungen bei kontusionellen Hirnschädigungen der ödembedingte Hirndruck eine entscheidende Rolle spielt, wird heute auf die fortlaufende *intrakranielle Druckmessung* kaum noch verzichtet; diese Untersuchungsmethode liefert uns Daten zur Erkennung der aktuellen Gefährdung des Verletzten und schafft die Möglichkeit, therapeutisch einzugreifen, bevor Sekundärschäden eingetreten sind. Überwiegend wird heute die wenig invasive epidurale Druckmessung verwendet. Dabei wird ein Druckaufnehmer durch ein Bohrloch der Dura aufgesetzt und mit einem externen Druckwandler verbunden. Die modernen Systeme arbeiten sehr zuverlässig und können bei Bedarf nachgeeicht werden. Die Druckmessung ist indiziert

- bei schweren gedeckten Traumen mit primärer Bewußtlosigkeit,
- bei zunehmender Bewußtseinstrübung ohne nachgewiesene Raumforderung,
- nach operativer Ausräumung subduraler und intrazerebraler Hämatome.

---

*Hirndruckbereiche:*

| | |
|---|---|
| bis 15 mm Hg | normal |
| 15–25 mm Hg | leicht erhöht |
| 25–50 mm Hg | stark erhöht |
| über 50 mm Hg | hochgradig pathologisch |

---

Die Druckveränderungen lassen sich als charakteristische Wellenformen aufzeichnen:

*Plateau-Wellen:* episodischer Druckanstieg über 50 mm Hg von 5–20 Minuten Dauer. Ursache ist wahrscheinlich eine zerebrale Gefäßdilatation mit Zunahme des intrakraniellen Blutvolumens.

*B-Wellen:* rhythmische Wellen bis 50 mm Hg und einer Frequenz von ½–2/min, häufig mit Cheyne-Stokes-Atmung verbunden.

*C-Wellen:* kleine, rhythmische Oszillationen um 20 mm Hg und einer Frequenz von 4–8/min; sie haben enge Beziehungen zu den normalen Blutdruckschwankungen.

Die Hirndruckmessung erlaubt jedoch nur dann diagnostische und prognostische Aussagen, wenn die gemessenen Druckwerte über mindestens 10 Minuten bestehen bleiben. Gleichzeitig ist der neurologische Befund im Längsschnitt in die Beurteilung einzubeziehen.

> In Fällen konstant niedriger Druckwerte bei anhaltend schlechtem neurologischen Befund muß eine primäre Hirnstammschädigung angenommen werden.

Die *Behandlung* der Hirnkontusion wird jeweils dem Einzelfall angepaßt. Leichtere Fälle ohne tiefere oder längere Bewußtseinsstörungen und neurologische Herdsymptome werden sorgfältig überwacht (fortlaufende Kontrolle von Atmung, Kreislauf, Bewußtseinslage und Pupillenverhalten) und erhalten zur Hirnödemprophylaxe Dexamethason (Dosierung s. S. 113). Ein strenges Überwachungsregime ist vor allem in den ersten 24 Stunden erforderlich, weil sich in dieser Zeit die meisten raumfordernden Komplikationen entwickeln. Verschlechtern sich die klinischen Parameter, ist eine sofortige computertomographische Untersuchung angezeigt.
Anhaltend Bewußtlose bedürfen der Intensivtherapie, auf die auf S. 101 ff. näher eingegangen wird.
Bei ausgedehnten Temporallappenkontusionen mit raumfordernder Wirkung ist manchmal die Absetzung der geschädigten Hirnpartien notwendig. Umstritten ist der Wert einer *temporalen Dekompression* (osteoplastische Kraniotomie, breite Duraeröffnung, Duraerweiterungsplastik, einschichtiges Vernähen des Galea-Periost-Lappens und der Haut). Der Eingriff kommt gelegentlich bei Kindern und Jugendlichen in Betracht, wenn durch die übliche hirndrucksenkende Intensivtherapie kein Effekt zu erzielen ist (anhaltende Plateau-Wellen in der Hirndruckmessung).
Die *Prognose* einer kontusionellen Hirnschädigung ist naturgemäß vom Schweregrad im Einzelfall abhängig. Patienten, die schon zum

Zeitpunkt der stationären Aufnahme tief bewußtlos sind und weite, reaktionslose Pupillen aufweisen, haben im allgemeinen eine infauste Prognose; bei noch erhaltener Lichtreaktion ist die Prognose etwas günstiger (Letalität um 60%). Von großer prognostischer Bedeutung ist neben der Dauer der Bewußtlosigkeit auch das Lebensalter. Leichtere Kontusionen heilen im allgemeinen folgenlos aus. In vielen mittelschweren Fällen bleibt aber eine subjektive und objektive Restsymptomatik zurück, die Ausdruck der Folge allgemeiner oder lokaler Hirnläsionen ist: Lähmungen, Sprach- und Sehstörungen, rasche Ermüdbarkeit, Konzentrationsschwäche. Der häufig geklagte posttraumatische Kopfschmerz kann Liquorzirkulationsstörungen oder Gefäßregulationsstörungen als Ursache haben.

## 8.6 Intrakranielle Blutungen

Intrakranielle Blutungen sind eine typische Komplikation offener oder gedeckter Traumen und treten bei etwa 1% aller Schädel-Hirn-Verletzungen auf. Ihre Prognose hängt wesentlich von der rechtzeitigen Erkennung und den daraus abgeleiteten therapeutischen Konsequenzen ab, d.h. *vor* dem Eintritt einer irreversiblen Hirnschädigung. Die Gefahr, eine raumfordernde intrakranielle Blutung nicht frühzeitig genug zu erkennen, ist vor allem gegeben bei

– schweren Traumen mit anhaltender Bewußtlosigkeit, wodurch die klinische Verschlechterung überdeckt wird,
– leichten Kopfverletzungen, bei denen eine Hämatomentwicklung nicht vermutet wird,
– alkoholisierten Verletzten, deren Bewußtseinslage schwierig zu beurteilen ist.

Nicht selten werden auch neurologische Herdzeichen als Kontusionsfolgen fehlgedeutet oder irreführende Symptome (fehlendes freies Intervall beim Epiduralhämatom, atypische oder doppelseitige Hämatomlokalisation, atypischer Verlauf durch begleitende Hirnkontusionen und Ödeme) lassen den Ernst der Lage verkennen.
Die klinische Diagnostik stützt sich auf die Bewußtseinslage, das Pupillenverhalten, fokale zerebrale Symptome, Krampfanfälle und einen eventuellen Frakturnachweis. Die Bewußtseinsstörungen kön-

nen sich unterschiedlich entwickeln. Manchmal besteht eine primäre, anhaltende Bewußtlosigkeit, in anderen Fällen schreitet die Bewußtseinsstörung mit unterschiedlicher Geschwindigkeit fort; dem geht häufig eine motorische Unruhe voraus. Die Pupillenerweiterung, ein zuverlässiges diagnostisches Kriterium, das in etwa 90% die richtige Seitenlokalisation anzeigt, tritt meist erst *nach* der Bewußtseinseintrübung auf. Wenn Verletzte zur Intubation sediert und relaxiert wurden, scheidet die Bewußtseinslage als diagnostisches Kriterium aus und es muß so rasch wie möglich eine computertomographische Untersuchung erfolgen.

### 8.6.1 Traumatische Subarachnoidalblutung

Blutungen in den Subarachnoidalspalt kommen bei Schädel-Hirn-Verletzungen häufig vor, wie wir seit der routinemäßigen Anwendung der Computertomographie wissen. Ursachen sind Risse kleinerer Arterien und Venen in Kontusionsherden. Die Blutungen breiten sich über den Hirnhemisphären filmartig dünn aus, können aber im Bereich der basalen Zisternen an der Schädelbasis auch größere Ausdehnungen erreichen (Abb. 20).
Als Allgemeinsymptome finden sich Nackensteifigkeit, Brechreiz, Erbrechen, Temperaturanstieg und ein positiver Kernig-Reflex. Die fokalen neurologischen Ausfälle und der Grad der Bewußtseinsstörung sind unterschiedlich und vom Ausmaß der Hirnschädigung abhängig. Da die Blutungen keinen raumfordernden Charakter haben, bedürfen sie keiner operativen Behandlung. Die Therapie deckt sich mit der bei Hirnkontusionen. Die Prognose ist im allgemeinen günstig, die meningealen Reizerscheinungen klingen innerhalb von 1–2 Wochen ab.

### 8.6.2 Epidurale Blutungen

Häufigste Ursache dieser Blutungen sind leichte bis mittelschwere Traumen bei Verkehrsunfällen oder Stürzen aus anderer Ursache, die vorzugsweise bei Jüngeren vorkommen. Fast immer besteht eine Kalottenfraktur, wodurch die Dura von der Tabula interna abgeschert wird. Häufigste Blutungsquelle ist die A. meningea media oder einer ihrer Äste. Seltener kommt es zu venösen Blutungen aus den Begleitvenen dieser Arterien, den großen Sinus (Sinus sagittalis

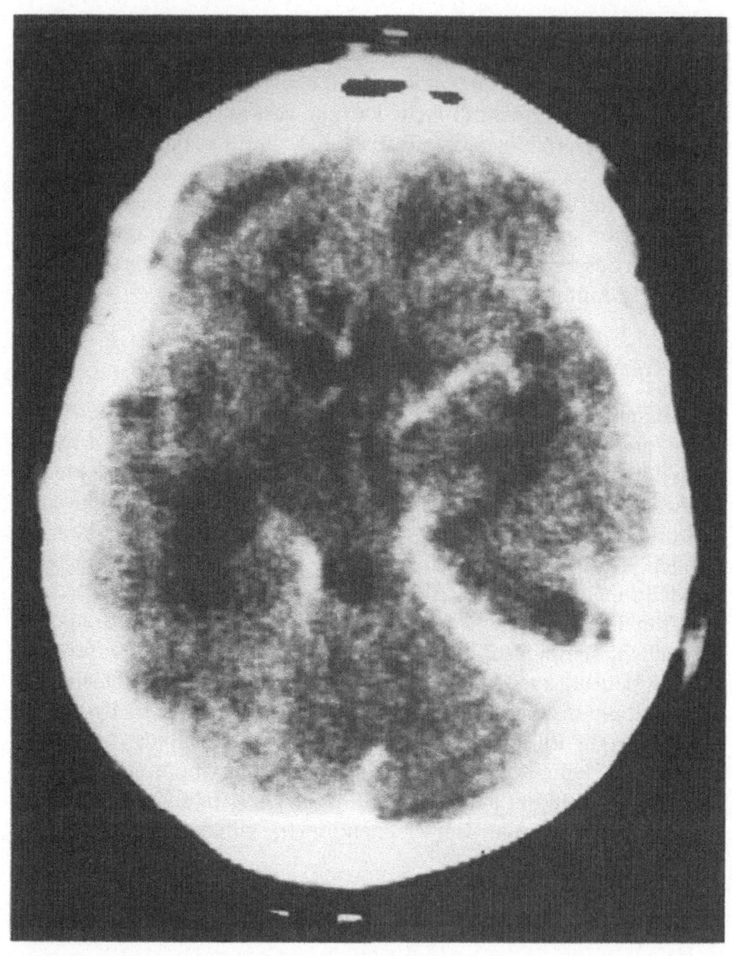

**Abb. 20.** Traumatische Subarachnoidalblutung

superior, transversus oder sphenoparietalis), den Vv. emissariae oder Diploevenen. In ⅔ der Fälle sind die Blutungen arterieller Natur, wodurch auch der klinische Verlauf geprägt wird.

Typische Lokalisation ist, dem Verlauf der A. meningea media entsprechend, die Temporalregion. Seltener sind frontal, parietal, okzipital oder in der hinteren Schädelgrube lokalisierte sowie doppelseitige Hämatome. Die Entwicklung der klinischen Symptomatik ist von Ausdehnung und Lokalisation der Blutung, dem Zeitfaktor ihrer Entwicklung und dem Ausmaß begleitender Hirnverletzungen abhängig. Als äußere Hinweise finden sich vielfach Platzwunden und subgaleale Hämatome. Als kennzeichnend gilt der Nachweis einer querverlaufenden temporalen Fraktur, die die Gefäßfurche der A. meningea kreuzt (70–90%). Nicht so häufig sind Frakturen im Kindesalter und bei subakuten Verläufen.

> Das Fehlen einer Fraktur schließt ein Epiduralhämatom nicht aus.

Im Vordergrund des klinischen Bildes steht die Bewußtseinsstörung in unterschiedlichen Verlaufsvarianten. Der klassische 3-Phasen-Verlauf beginnt mit einer initialen Bewußtlosigkeit (direkte Traumafolge), aus der der Verletzte nach kurzer Zeit wieder erwacht. Nach einem *freien Intervall* von mehreren (6–8) Stunden tritt eine erneute Bewußtseinstrübung durch zunehmende Hirnkompression als Folge des sich vergrößernden Hämatoms ein. Ebenso häufig gestaltet sich der Verlauf jedoch zweiphasisch: geringe initiale Bewußtseinsstörung, die kontinuierlich zunimmt. Vielfach besteht aber auch eine primäre, anhaltende Bewußtlosigkeit, die die Verlaufsbeurteilung sehr erschwert.
Ein weiteres charakteristisches Symptom ist die herdseitige *Pupillenerweiterung* durch hämatombedingte Verlagerung mediobasaler Schläfenlappenanteile in den Tentoriumschlitz mit Kompression des N. oculomotorius. Als motorische Symptome können Halbseitenlähmungen und zerebrale Krampfanfälle auftreten.
Die *klinische Diagnostik* kann durch *atypische Verläufe* erschwert werden. So entwickeln sich venöse Blutungen meist subakut, haben nicht immer eine Kalottenfraktur zur Ursache, weisen aber häufiger den klassischen 3-Phasen-Verlauf auf. Besonderheiten des Verlaufs können auch durch atypische Lokalisationen entstehen. Insbesondere frontale Hämatome erreichen oft erst eine erhebliche Größe, bevor sie durch axiale Hirnstammverschiebung zum Bewußtseinsverlust führen. Epiduralhämatome in der hinteren Schädelgrube entstehen fast immer durch zum Hinterhauptloch ziehende Frakturen, die

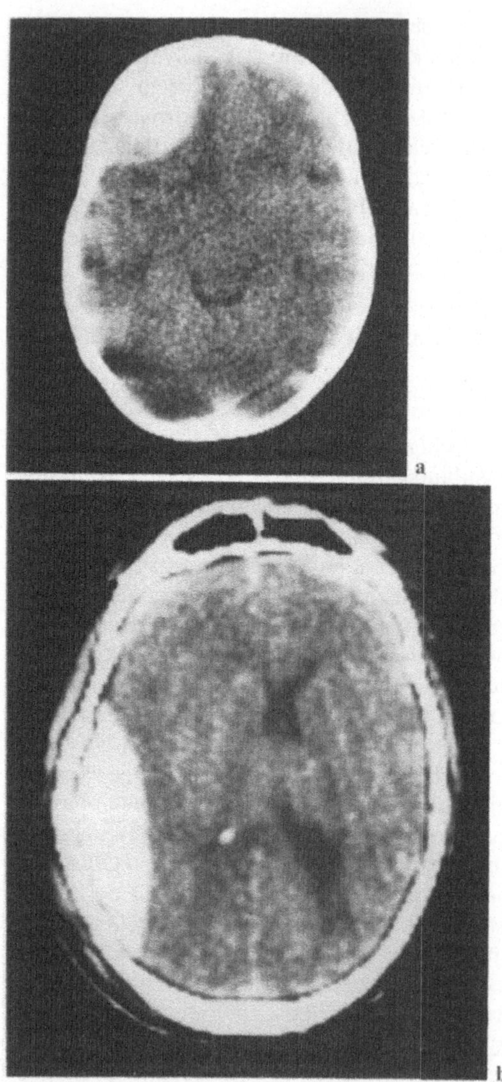

**Abb. 21 a–d.** Epidurale Hämatome unterschiedlicher Lokalisation und Ausdehnung. **a** frontal, **b** temporo-parietal, **c** okzipital, **d** bifrontal

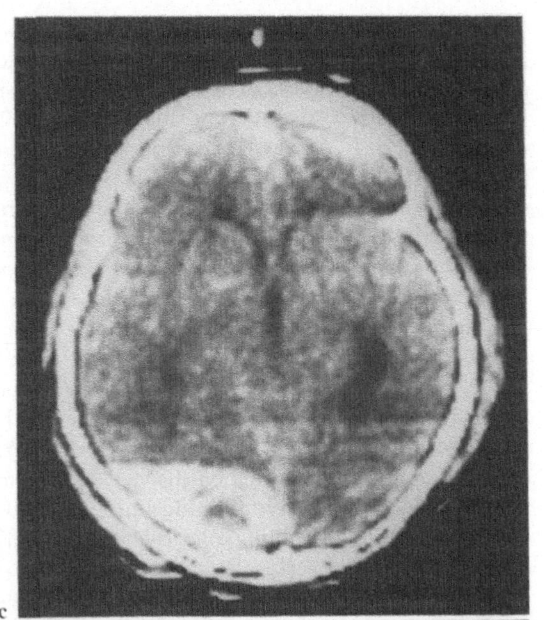

c

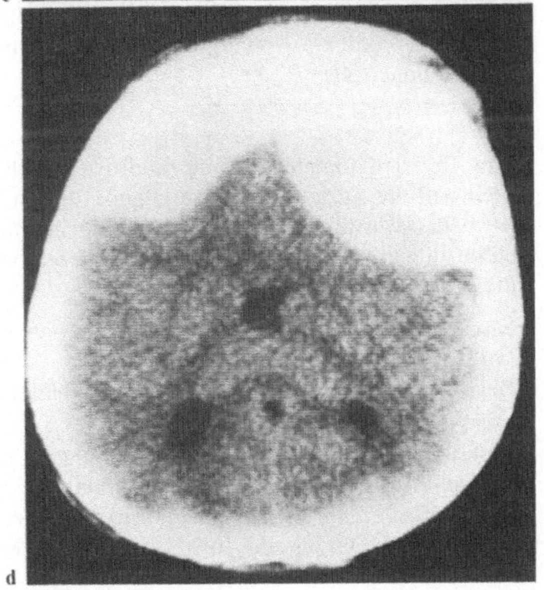

d

den Sinus transversus, sigmoideus oder Confluens sinuum verletzen. Auch hier ist der Verlauf häufig subakut, bis es zu abrupt einsetzenden Atemstörungen infolge medullärer Kompression kommt.

Ergeben Unfallhergang, Verlauf und klinischer Befund Verdachtsmomente für das Vorliegen eines Epiduralhämatoms, muß die weitere Diagnostik mit äußerster Dringlichkeit erfolgen. Schon die seitliche *Röntgenaufnahme* mit Nachweis einer temporalen Kalottenfraktur verstärkt den Hämatomverdacht. Rasch und zuverlässig können die epiduralen Blutungen durch die axiale *Computertomographie* nachgewiesen werden. Typisch ist eine bikonvexe oder plankonvexe Dichteanhebung, die durch die abgedrängte Dura scharf zum Hirngewebe abzugrenzen ist und im noch nicht koagulierten Hämatomzentrum hypo- bis isodense Bezirke aufweisen kann (Abb. 21 a–d).

Bei nachgewiesenem Hämatom oder sicherem Hämatomverdacht muß rasch die operative Entlastung erfolgen. In der Neurochirurgie erfolgt der Eingriff als osteoplastische Kraniotomie über dem Hämatom, Ausräumung der Blutung und Versorgung des blutenden Gefäßes durch Umstechung oder Elektrokoagulation.

Bei perakutem Verlauf und zu weitem Weg in die Fachklinik muß auf zeitraubende präoperative Untersuchungen verzichtet werden und ein Noteingriff in der nächsten chirurgischen Abteilung erfolgen.

Wenn die Hämatomentwicklung foudroyant verläuft, bedeutet der Noteingriff die einzige Überlebenschance für den Verletzten. In solchen Fällen würde die Verlegung in die Fachklinik eine zusätzliche Gefährdung mit Verschlechterung der Prognose bedeuten. Die *Indikation zur Nottrepanation* ist gegeben bei

- rascher Verschlechterung der neurologischen Symptomatik (Bewußtseinsstörung, Pupillenerweiterung),
- beginnenden Zeichen der Hirnstammeinklemmung.

Für die Wahl der zu operierenden Seite orientiert man sich an äußeren Kopfschwartenverletzungen, dem Fraktursitz und der Seite der Pupillenerweiterung. Nach einem senkrecht verlaufenden Hautschnitt vor dem Ohr bis zum Jochbogen wird die Muskulatur durchtrennt und abgeschoben, ein Bohrloch angelegt und osteoklastisch erweitert und die Blutung abgelassen. Noch blutende Gefäße werden umstochen oder elektrokoaguliert, abschließend wird eine Drainage eingelegt. Bei negativem Befund ist die Probebohrung frontal und parietal zu wiederholen.

Die *Prognose* epiduraler Blutungen hängt im wesentlichen vom Intervall zwischen Einsetzen der neurologischen Symptome und der operativen Entlastung sowie dem Ausmaß begleitender Hirnschädigungen ab. Der Qualität der ärztlichen Sofortmaßnahmen kommt somit entscheidende Bedeutung zu. In Abhängigkeit von diesen Faktoren liegt die Mortalität bei 20–30%. Eine länger als 30 bis 40 Minuten bestehende beidseitige Pupillenerweiterung und Atemstörungen müssen als Anzeichen einer infausten Prognose angesehen werden.

### 8.6.3 Subdurale Blutungen

Diese Blutungslokalisation kommt unter den traumatischen intrakraniellen Hämatomen am häufigsten vor. Ursachen sind schwere Gewalteinwirkungen, meist Verkehrsunfälle oder Stürze aus der Höhe. Blutungsquellen sind meist die Venen des Subduralraums, insbesondere die Brückenvenen, die großen Blutleiter (Sinus) oder kleine kortikale Arterien. Die Lokalisation ist selten so umschrieben wie bei den Epiduralhämatomen, sondern die Blutungen bedecken oft eine gesamte Großhirnhemisphäre. Nicht ungewöhnlich ist die Kombination mit intrazerebralen Blutungen, seltener mit epiduralen.

In der *klinischen Symptomatik* dominiert weniger die hämatombedingte Raumforderung als vielmehr die globale Hirnschädigung als Folge des schweren Traumas. Demzufolge bestehen meist eine primäre, anhaltende Bewußtlosigkeit, Pupillendifferenzen und motorische Ausfälle.

> Die hämatomspezifische Symptomatik wird meist durch die schwere traumatische Hirnschädigung überdeckt.

Bei über der Hälfte der Verletzten sind Frakturen nachweisbar, meist auf der Hämatomseite; für die Seitenlokalisation der Blutung ist der Frakturnachweis aber wenig brauchbar. Auch bei diesen Blutungen

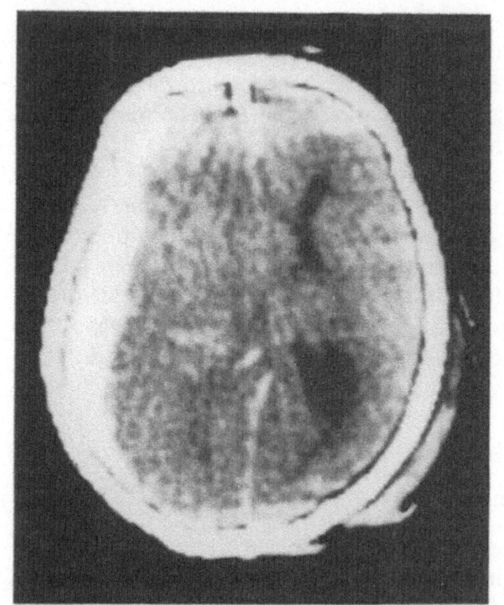

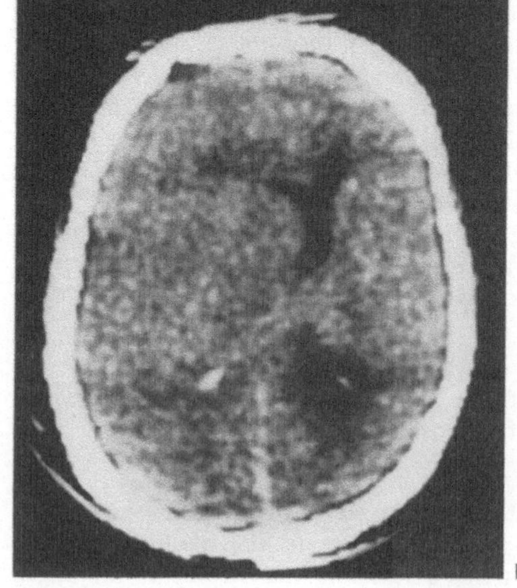

a

b

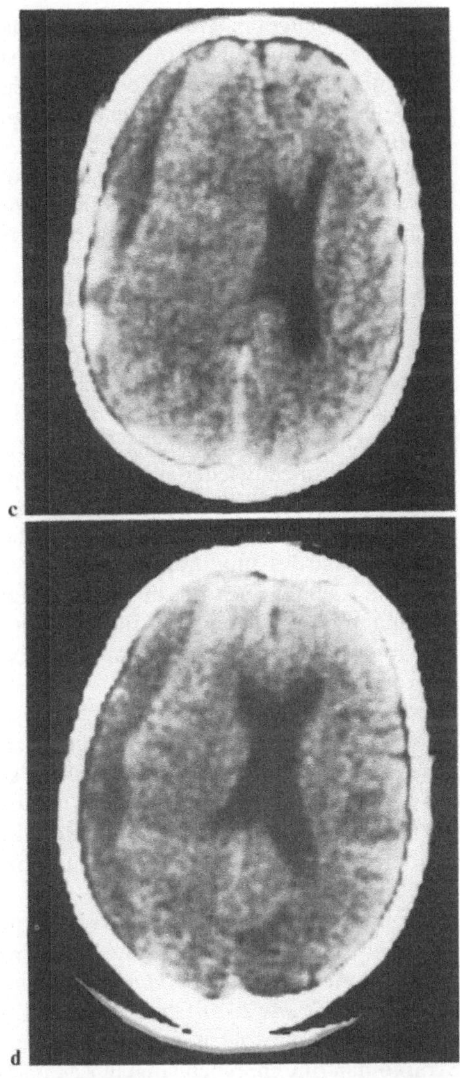

**Abb. 22 a–d.** Subdurale Hämatome unterschiedlicher Ausdehnung und Resorptionsphasen. **a** hyperdens, **b** isodens, **c** gemischt (hypo- und hyperdens), **d** hypodens

ist die *Computertomographie* die zuverlässigste Nachweismethode (Abb. 22 a–d). Im typischen Falle finden sich flache bis dickere Bezirke vermehrter Dichte mit einem sägezahnförmigen Ausguß im Bereich der Fissura Sylvii. Die scharfe Begrenzung zum Hirngewebe durch die Dura fehlt. Meist besteht eine erhebliche Hirnmassenverlagerung zur Gegenseite, die den Hämatomdurchmesser weit überschreitet und Ausdruck einer traumatischen Hirnschwellung ist. Je nach Alter der Blutung erscheint die Raumforderung hyper-, iso- oder hypodens.

Die *Behandlung* unterscheidet sich nicht grundsätzlich von der bei Epiduralhämatomen. Methode der Wahl ist die ausgedehnte osteoplastische Kraniotomie mit Hämatomausspülung, Blutstillung und Versorgung begleitender Hirnlazerationen. Bei hochgradigem Hirndruck ist häufig eine Duraerweiterungsplastik erforderlich; in diesen Fällen wird auch der Knochendeckel zur temporären Druckentlastung primär nicht wieder eingesetzt. Bei perakutem Verlauf, hohem Lebensalter und kritischem Allgemeinzustand begnügt man sich meist mit dem Anlegen von zwei Bohrlöchern, Hämatomausspülung und Drainage des Subduralraums. Bei diesem Vorgehen bestehen jedoch die Nachteile der meist unvollständigen Ausräumung der Blutkoagula und unsicherer Blutstillung. Postoperativ ist in allen Fällen eine Intensivtherapie mit Bekämpfung des begleitenden Hirnödems erforderlich.

Die *Prognose* akuter Subduralhämatome ist schlecht und in erster Linie vom Ausmaß der primär-traumatischen Hirnschädigung abhängig. Weitere wichtige Prognosefaktoren sind die Geschwindigkeit des Verlaufs und das Lebensalter. Vielfach bestehen zusätzlich ein hochgradiges Hirnödem und multiple Hirnkontusionen. Trotz Hämatomentleerung bessert sich das klinische Bild dann nicht. Die Letalität liegt zwischen 50 und 90%.

Auch das Subduralhämatom weist Verlaufsvarianten auf, die das therapeutische Vorgehen und auch die Prognose wesentlich mitbestimmen. Als *subakute Subduralhämatome* werden die Blutungen bezeichnet, die erst 2–10 Tage nach dem Trauma, wenn die unmittelbaren Verletzungsfolgen schon abgeklungen sind, zu klinischen Symptomen führen. Noch längere Zeit nach einem Kopftrauma sich manifestierende Blutungen sind die *chronischen Subduralhämatome*, die charakteristische, eigenständige Krankheitsbilder darstellen und in der akuten Neurotraumatologie keine Rolle spielen.

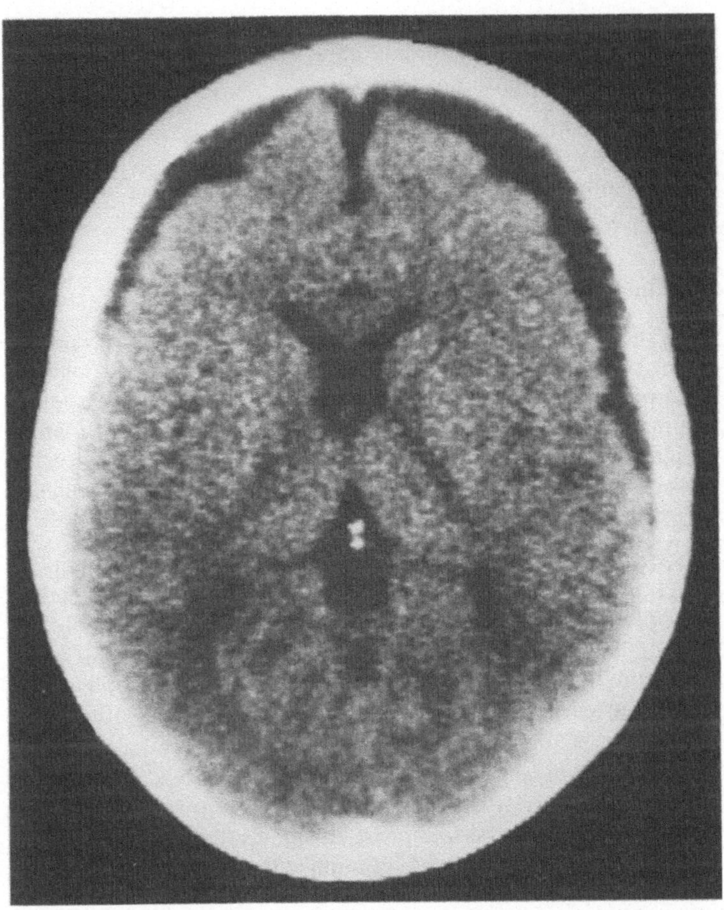

**Abb. 23.** Subdurales Hygrom beidseits fronto-temporal

Klinisch ähnliche Krankheitsbilder werden durch subdurale Liquor-ansammlungen verursacht *(subdurale Hygrome)*. Durch einen noch nicht sicher aufgeklärten Pathomechanismus kommt es dabei nach einem unterschiedlich langen Abstand zu einem adäquaten Trauma zur Ansammlung einer klaren Flüssigkeit im Subduralraum. Computertomographisch sind liquordichte Zonen nachweisbar, meist fronto-temporo-präzentral lokalisiert, oft auch beidseits und mit

Ausdehnung in den Interhemisphärenspalt (Abb. 23). Eine Ableitung der Flüssigkeit durch temporäre Drainage oder Implantation
eines Shuntsystems ist indiziert bei

- raumfordernd wirkenden Hygromen,
- persistierenden Hirndruckzeichen,
- anhaltend schlechtem oder sich verschlechterndem neurologischen Befund.


### 8.6.4 Intrazerebrale Blutungen

Auch diese Blutungen sind Folgen schwerer Gewalteinwirkungen,
die meist zusätzlich zu Hirnkontusionen, Lazerationen und Schädelfrakturen führen. Seit der routinemäßigen Anwendung der Computertomographie werden sie relativ häufig diagnostiziert. Sie kommen
in unterschiedlicher Größe und Lokalisation vor und sind sowohl
klinisch als auch vom Entstehungsmechanismus her eng mit den
Hirnkontusionen korreliert:

*Zentrale Blutungen* werden als unmittelbare Traumafolge durch Gefäßzerreißungen im Marklager infolge einer inneren Schleuderung
aufgefaßt. Ihr Vorzugssitz sind die basalen Anteile des Frontal- und
Temporallappens, häufig auf der Gegenseite des Traumas (Contre-
Coup-Effekt). Ihre Ausdehnung reicht von Kirsch- bis Apfelgröße,
häufig reichen sie bis in die Stammganglien; nicht selten brechen sie
auch in das Ventrikelsystem ein.

*Subkortikale Blutungen* entstehen bei ausgedehnten Kontusionen
und Lazerationen der Hirnrinde, ebenfalls vorzugsweise frontal und
temporal lokalisiert. Sie sind meist kleiner als die zentralen Blutungen, können aber in den Subduralraum einbrechen.
Wie bei den akuten subduralen, so steht auch bei den intrazerebralen
Blutungen die meist schwere initiale Hirnschädigung im Vordergrund des klinischen Bildes: Bewußtseinsstörungen, Pupillendifferenzen, motorische Halbseitenzeichen und eventuell Streckmechanismen; ein spezifisches neurologisches Syndrom läßt sich nicht
abgrenzen.

Mit Hilfe der Computertomographie können die unterschiedlich
großen und verschieden lokalisierten Blutungsherde als hyperdense
Bezirke gut nachgewiesen werden (Abb. 24a, b). Diese Untersu-

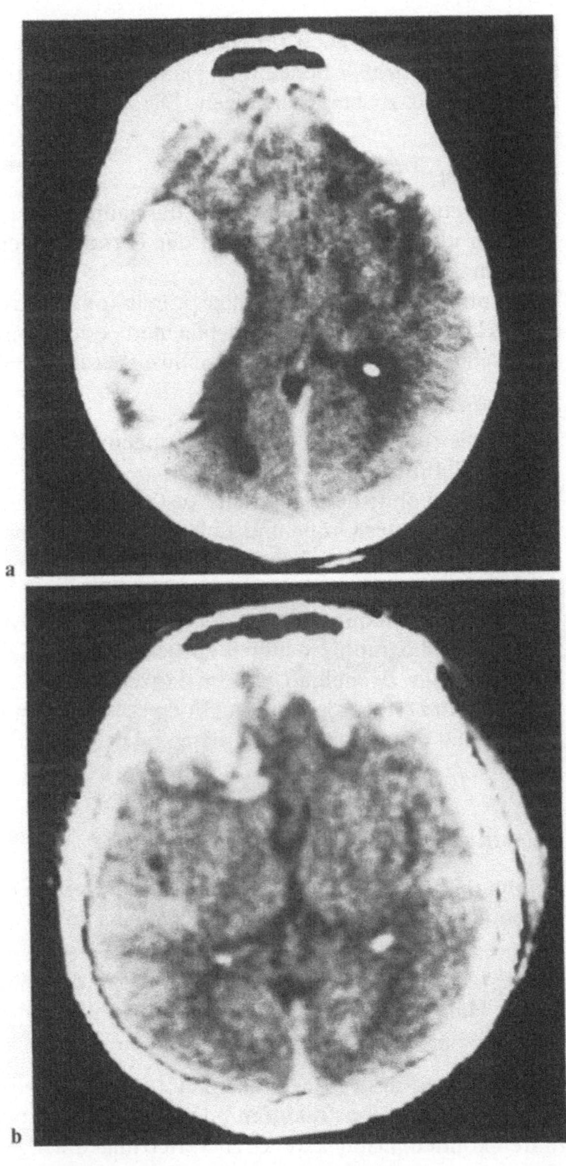

**Abb. 24 a, b.** Intrazerebrale Hämatome. **a** links temporal, **b** bifrontal

chungsmethode ist auch für die Indikationsstellung zur Weiterbehandlung von großer Bedeutung. Daneben ist selbstverständlich das klinische Bild zu berücksichtigen. Die operative Hämatomentleerung ist

*indiziert bei*

- isolierten, größeren Blutungen, die raumfordernden Charakter haben und primär mit Zeichen der Hirndrucksteigerung einhergehen;
- Blutungen, bei denen sich unter primär konservativer Behandlung der klinische Zustand verschlechtert oder computertomographisch eine Größenzunahme nachweisbar ist;

*nicht indiziert bei*

- multiplen kleinen Kontusionsblutungen, unabhängig vom klinischen Befund;
- Blutungen ohne neurologische Ausfallerscheinungen;
- Blutungen jeder Größe und Lokalisation mit komatöser Bewußtseinslage und weiten, lichtstarren Pupillen.

Die Operationsfrequenz ist seit der routinemäßigen Anwendung der Computertomographie deutlich zurückgegangen. Die Prognose ist in jedem Falle zweifelhaft und im Einzelfall von der Bewußtseinslage, Sitz und Größe der Blutung, Ausmaß begleitender Hirnschädigungen und dem Lebensalter abhängig. Die Gesamtletalität liegt um 50–60%.

### 8.6.5 Blutungen in der hinteren Schädelgrube

Traumatische Blutungen kommen in der hinteren Schädelgrube wesentlich seltener vor als im Großhirnbereich.

> Bei okzipitalen Traumen sollte immer an die Möglichkeit eines Hämatoms in der hinteren Schädelgrube gedacht werden.

Ursachen sind in der Regel okzipitale Gewalteinwirkungen, die zu Fissuren, Impressionsfrakturen oder Sprengungen der Lambdanaht führen können. Dabei kann es zu Verletzungen der großen Blutleiter (Sinus transversus, Confluens sinuum), der A. meningea posterior,

kleinerer kortikaler Gefäße oder Kleinhirnlazerationen kommen, die
zum Ausgangspunkt epiduraler, subduraler oder intrazerebellärer
Blutungen werden können.

Bei perakuten Verlaufsformen besteht eine anhaltende primäre Bewußtlosigkeit oder die Bewußtseinsstörungen schreiten schnell fort,
und durch rasche Ausbildung eines zerebellären Druckkonus kann
unvermittelt der Atem- und Herzstillstand eintreten. Vielfach besteht
aber auch ein freies Intervall und erst sekundär entwickeln sich akute Hirndruckzeichen mit Kopfschmerzen, Erbrechen und Nackensteifigkeit, denen kleinhirnspezifische Zeichen (Nystagmus, Ausfälle
der hinteren Hirnnervengruppe) folgen können.

Bei entsprechenden Traumen und neurologischen Hinweisen ist eine
halb-axiale Schädel-Röntgenaufnahme anzufertigen, um die okzipitale Fraktur nachzuweisen oder auszuschließen. Zum zuverlässigen
Hämatomnachweis ist ferner eine Computertomographie erforderlich (Abb. 25 a–c). Im positiven Falle wird unverzüglich die hintere
Schädelgrube freigelegt und das Hämatom entfernt. Da derartige
Blutungen mit foudroyantem Verlauf häufig verspätet in die Fachklinik gelangen, ist die Prognose schlecht; die Letalität liegt zwischen 30 und 70%.

## 8.7 Traumatische Gefäßschädigungen

### 8.7.1 Thrombosen der A. carotis interna und ihrer Äste

Thrombosen im Karotisstromgebiet können sowohl nach penetrierenden Verletzungen, als auch nach stumpfen Schädigungen der Ge-
fäßwand vorkommen; der letztere Mechanismus spielt vor allem bei
der direkten Schlageinwirkung auf das Gefäß am Hals und Über-
dehnung infolge Überstreckung und Kompression durch den Pro-
cessus transversus des 3. Halswirbels die Hauptrolle. Am häufigsten
treten die traumatischen Thrombosen knapp oberhalb der Teilungs-
stelle der A. carotis communis auf.

Die *klinische Symptomatik* ist abhängig von

– Ort und Ausdehnung des thrombotischen Verschlusses,
– funktioneller Wertigkeit kollateraler Gefäßverbindungen,
– Begleitschädigungen des Gehirns.

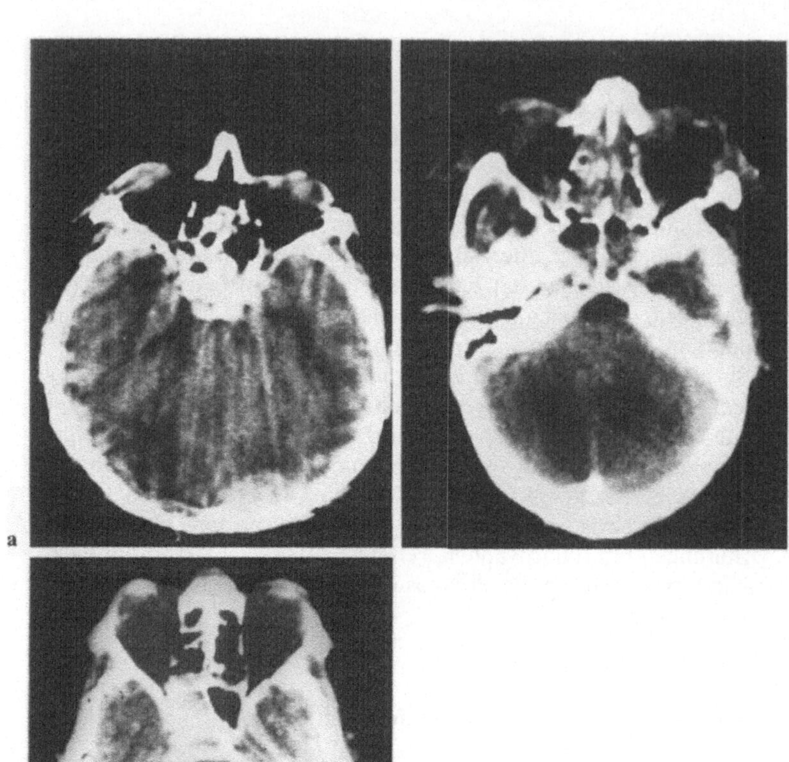

**Abb. 25 a–c.** Hämatome in der hinteren Schädelgrube. **a** epidural, **b** subdural, **c** intrazerebellär

Der nachfolgende Hirninfarkt kann durch die Akutsymptomatik des Hirntraumas überdeckt werden. In der Regel setzt Stunden bis Tage nach einem adäquaten Trauma eine Schlaganfallsymptomatik mit Hemiparese, Bewußtseinsstörungen und gegebenenfalls Sprachstörungen ein; Krampfanfälle sind dagegen selten. Differentialdiagnostisch müssen epi- und subdurale Blutungen, Kontusionen und eine zerebrale Fettembolie ausgeschlossen werden.

> Bei traumatischen Thrombosen kann im Gegensatz zu intra-
> kraniellen Blutungen das Bewußtsein trotz schwerer neurolo-
> gischer Ausfälle lange Zeit erhalten bleiben.

Verschlüsse der A. cerebri media führen zu einer sehr ähnlichen Symptomatik. Weiter peripher liegende Verschlüsse verursachen dagegen nur kortikale neurologische Ausfälle (umschriebene motorische und sensible Störungen). Isolierte Thrombosen der A. cerebri anterior äußern sich meist in einer sog. Mantelkanten-Symptomatik mit Monoparese der Beine und psychischen Auffälligkeiten. Die Computertomographie liefert in der Akutphase keine eindeutigen Befunde, da sich der Infarktbezirk erst nach einigen Tagen deutlich markiert; allenfalls ist das kollaterale Ödem diagnostisch verwertbar. Beweisend ist die Karotisangiographie mit Nachweis des konischen Gefäßverschlusses mit nach oben gerichteter Konvexität.
Die *Behandlung* muß sich meist auf Hirndrucksenkung, Flüssigkeitsersatz und Temperaturregulation beschränken. Operative Eingriffe (Thrombektomie oder Thrombarteriektomie) sind nur im Frühstadium (6-Stunden-Grenze) möglich. Bei schweren neurologischen Ausfällen und Bewußtseinsstörungen sind gefäßchirurgische Eingriffe nicht mehr indiziert. Die Prognose ist ernst (Letalität 40–50%) und bei Überlebenden bleibt oft eine erhebliche neurologische Restsymptomatik zurück.

## 8.7.2 Hirnvenen- und Sinusthrombosen

Hirnvenenthrombosen sind nur selten traumatischer Genese. Nicht ungewöhnlich sind aber traumatisch ausgelöste Thrombosen der großen Hirnblutleiter, vor allem des Sinus sagittalis superior, seltener der Sinus cavernosus, transversus und sigmoideus. Schon geringfügige Knochenimpressionen können durch Strömungsverlangsamung und Endothelschädigung eine Sinusverlegung bewirken. Thrombotische Verschlüsse im vorderen Drittel des Sinus sagittalis superior können symptomlos bleiben, ein akuter venöser Stau im mittleren und hinteren Sinusdrittel führt dagegen zur Stase und

Thrombose kortikaler Venen, Venenruptur mit Blutungen und schwerem Hirnödem. Bei vollständigem Sinusverschluß kann eine Infarzierung beider Großhirnhemisphären eintreten. Die Behandlung entspricht im wesentlichen der bei der Arterienthrombose. Die Prognose ist ernst, bei Überlebenden bleiben meist schwere Defekte zurück.

### 8.7.3 Karotis – Sinus cavernosus – Fistel

Schädelbasisfrakturen oder penetrierende Verletzungen können zu Einrissen in die Karotiswand während des Verlaufs durch den Sinus cavernosus führen. Die Folge ist eine arteriovenöse Fistel zwischen A. carotis interna und dem Sinus cavernosus. Diese führt zu einem Rückstau arteriellen Blutes in das venöse System an der Hirnbasis mit entsprechender *klinischer Symptomatik:*
Im Vordergrund steht der *Exophthalmus* durch arteriellen Blutrückstau über die V. ophthalmica bis in das Venennetz hinter dem Augapfel. Wenn die arterielle Pulswelle auf den Bulbus übertragen wird, kann dieser deutlich pulsieren (Exophthalmus pulsans). Das Intervall zwischen Trauma und Ausprägung des Exophthalmus kann mehrere Wochen betragen. Daneben kommt es regelmäßig zu Stauungserscheinungen an den Venen der Bindehaut, Regenbogenhaut, Netz- und Aderhaut, Lidschwellungen und Hornhautveränderungen. Durch Druckschädigung des N. opticus, stauungsbedingte Veränderungen an Papille und Retina sowie trophische Hornhautstörungen treten häufig *Visusstörungen* auf. Auch die in unmittelbarer Nachbarschaft gelegenen Hirnnerven (Nn. oculomotorius, trochlearis, abducens, 1. und 2. Trigeminusast) können druckgeschädigt werden.
Subjektiv sehr störend sind die *hämodynamischen Folgen,* vor allem das *pulssynchrone Rauschen* als Folge der Blutpassage durch den arteriovenösen Engpaß und poststenotische Wirbelbildung. Das Geräusch tritt meist schon kurze Zeit nach der Verletzung auf und ist über dem Augapfel oder über der Schläfe auskultierbar; durch Karotiskompression am Hals kann es unterdrückt werden. Die häufig geklagten *Kopfschmerzen* sind entweder als direkte Traumafolge oder durch die relative Hirnanämie zu erklären. Gelegentlich treten auch heftige Nasenblutungen auf, wenn die Basisfraktur zu einer

Verletzung des Sinus sphenoidalis geführt hat. Allgemeine Kreislauffolgen mit kardialen Rückwirkungen sind selten.

Die *Diagnostik* ist eine Domäne der Karotisangiographie, die den Blutübertritt in den Sinus und die gestauten und erweiterten orbitalen und übrigen in den Sinus einmündenden Venen zeigt. Große Fisteln sind auch computertomographisch nachweisbar.

Die Beseitigung der Fistel ist aus mehreren Gründen indiziert:

- drohender Visusverlust,
- Fistelgeräusch,
- zerebrale Mangeldurchblutung.

Zur *Behandlung* sind zahlreiche Verfahren erprobt worden; nur in seltenen Fällen tritt eine Spontanthrombosierung ein. Bei Fisteln mit geringem Flußvolumen (low-flow-Fisteln) kann man manchmal durch eine digitale Kompressionsbehandlung, die über längere Zeit fortgeführt werden muß, einen Verschluß erreichen. Bei allen übrigen Fällen wurden in der Vergangenheit verschiedene Ligaturverfahren angewandt (zweizeitige Ligatur der A. carotis communis und interna als Hals, um die Kollateralversorgung über die gegenseitige Externa und die Schilddrüsenarterien auszuschließen). In jüngerer Zeit wurden Kathetermethoden entwickelt, bei denen ein Fogarty-Katheter via A. carotis interna bis zur Fistelhöhe vorgeschoben und diese, einschließlich der Karotis, verschließt. Möglich ist auch das Einbringen eines abwerfbaren Gummiballons zum Fistelverschluß, wobei die Durchgängigkeit der Karotis erhalten werden kann. Bei Therapieversagern mit den Kathetermethoden kommt das Trapping-Verfahren zur Anwendung: extrakranieller Verschluß der Aa. carotis communis, externa und interna am Hals und in gleicher Sitzung intrakranielle Abklippung der Interna vor der A. communicans posterior. Das Verfahren kann durch eine Muskelembolisierung ergänzt werden, wobei ein Muskelstückchen in die A. carotis interna am Hals eingebracht und mit dem Blutstrom bis zur Fistel getragen wird. Alle genannten Methoden sind potentiell erfolgversprechend, haben aber auch ihre Versagerquoten.

## 8.8 Augen- und Hirnnervenverletzungen bei Schädel-Hirn-Traumen

In fast 10% ist bei Schädel-Hirn-Traumen das Sehorgan mitbetroffen. Der *N. opticus* kann durch verschiedene Mechanismen geschädigt werden:

- Nervendurchtrennung durch dislozierte Knochenfragmente bei Frakturen des Canalis n. optici,
- Nervenkompression und -kontusion durch Knochensplitter,
- Hämatom der Optikusscheide,
- Optikusödem mit Schädigung nutritiver Gefäße.

Derartige Schädigungen sind bei Pfählungen, Mittelgesichtsverletzungen sowie frontobasalen Frakturen mit Beteiligung der Orbita möglich. Die häufigsten Läsionen treten wahrscheinlich im intrakanalikulären Verlauf auf, wobei starke Zug- und Scherkräfte bei der sagittalen Massenverschiebung wirksam werden.

In den meisten Fällen entwickelt sich die Optikusschädigung akut, sekundäre Erblindungen sind selten. Das betroffene Auge ist amaurotisch, die Pupille weit und reaktionslos, die konsensuelle Lichtreaktion kann aber erhalten sein. Die nachfolgenden Veränderungen am Augenhintergrund (Papillenatrophie) benötigen zu ihrer Entwicklung mindestens 2 Wochen. In den ersten Tagen sind bei partieller Schädigung Spontanbesserungen möglich, eine länger bestehende Amaurose hat dagegen keine Erholungschance mehr.

Die operative Behandlung ist problematisch:

> Bei einer sofort nach dem Trauma aufgetretenen totalen Amaurose ist die Optikusfreilegung kaum indiziert, da eine Funktionsverbesserung nicht erwartet werden kann.

Die operative Entlastung des N. opticus auf subfrontalem Wege oder entlang der medialen Orbitawand ist zu erwägen bei

- sekundärer Visusverschlechterung (Verdacht auf Optikusscheidenhämatom) mit drohender Erblindung des letzten sehenden oder beider Augen,

- röntgenologischem Frakturnachweis im Canalis n. optici,
- Begleitschädigungen (Beteiligung der Nasennebenhöhlen, intrakranielle Verletzungen), die ohnehin operationsbedürftig sind.

Verletzungen des *Chiasma opticum* sind selten. Sie äußern sich als bitemporale (bei medialen Schädigungen) oder binasale Hemianopsie (bei der seltenen lateralen Schädigung). Chirurgische Behandlungsmöglichkeiten bestehen nicht.

Mechanische Störungen der *Augenmotilität* können bei Orbitafrakturen auftreten; wenn die Fraktur bis in die Fissura orbitalis superior reicht, können zusätzlich motorische und sensible Nerven mitgeschädigt werden. Beim plötzlichen traumatischen intraorbitalen Druckanstieg durch Schlageinwirkung u. ä. können Berstungsfrakturen des Orbitabodens (blow-out-Frakturen) auftreten, die zum Prolaps von Orbitafett und Muskelgewebe und zu einer charakteristischen Einschränkung der vertikalen Bulbusmotilität führen.

Die neurogenen Störungen der Augenmotilität betreffen in erster Linie den *N. oculomotorius*. Dieser Hirnnerv kann primär-traumatisch bei Frakturen der Orbita, des Keilbeins und im Bereich des Sinus cavernosus sowie bei Hirnstammkontusionen geschädigt werden. Häufiger sind jedoch Sekundärschäden als Folge einer Tentoriumschlitzeinklemmung.

> Eine sofort nach dem Unfall feststellbare Pupillenerweiterung mit Lichtstarre spricht für eine Basisfraktur, insbesondere bei wenig beeinträchtigter Bewußtseinslage. Progrediente Pupillenstörungen und Bewußtseinsverlust sprechen dagegen für eine druckbedingte Okulomotoriusschädigung (Hämatom oder raumforderndes Ödem).

Vielfach sind nur die pupillomotorischen Fasern betroffen. Beim vollständigen Funktionsverlust treten zusätzlich eine Lidlähmung (Ptosis), Bulbusdrehung nach außen und Einschränkung der Bulbusbeweglichkeit nach oben, unten und innen auf. Operative Behandlungsmöglichkeiten bestehen nicht. In der Frühphase wird zur Ausschaltung der störenden Doppelbilder eine alternierende Okklusion vorgenommen. In der Mehrzahl der Fälle tritt im Verlaufe einiger Monate eine Spontanremission ein.

*Trochlearisschädigungen* kommen gelegentlich isoliert bei Frakturen des kleinen Keilbeinflügels vor, sind aber im Akutfall schwer zu diagnostizieren. Häufiger treten sie gemeinsam mit Okulomotoriusläsionen auf. Nicht selten sind *Abduzenslähmungen* mit Einwärtsschielen und Doppelbildwahrnehmung beim Blick zur Herdseite, meist nach Schädelbasisfrakturen in Felsenbeinnähe oder als Ausdruck einer erheblichen intrakraniellen Drucksteigerung. Auch hier ist in den meisten Fällen eine Spontanrückbildung zu erwarten.

Von den übrigen Hirnnerven ist der *N. olfactorius* am stärksten gefährdet. Er wird meist bei frontobasalen Verletzungen geschädigt (Abriß der Fila olfactoria bei Siebbeinfrakturen). Auch kontusionelle Schädigungen durch okzipitale Gewalteinwirkungen sind als Contre-Coup-Effekt möglich. Eine Hyposmie kann sich spontan bessern, eine Anosmie ist irreversibel und therapeutisch nicht zu beeinflussen.

Der *N. trigeminus* kann bei Gesichtsschädelfrakturen oder (der 1. Ast, N. supraorbitalis) Kopfschwartenverletzungen geschädigt werden. Die nachfolgenden Sensibilitätsstörungen bessern sich meist spontan und bedürfen keiner weiteren Behandlung. Bei schweren Sensibilitätsstörungen besteht die Gefahr trophischer Hornhautschädigungen, die durch Anlegen eines sog. Uhrglasverbandes vermieden werden können.

*Fazialisschädigungen* sind bei Schädel-Hirn-Traumen an verschiedenen Orten möglich: zentral durch Hirnstammkontusionen, im inneren Gehörgang und während des Verlaufs bis zum Foramen stylomastoideum. Häufigste Schädigungsursachen sind Felsenbeinquerfrakturen (etwa 50%), seltener (in 20%) Längsfrakturen. Die primäre Lähmung unmittelbar nach dem Unfall ist meist Folge einer Nervenzerreißung oder Quetschung im inneren Gehörgang, sekundäre Lähmungen können durch Hämatomdruck oder reaktives Ödem nach 3–5 Tagen auftreten. 70% der Frühlähmungen und 90% der Spätlähmungen bilden sich spontan zurück, so daß in den meisten Fällen eine abwartende Haltung gerechtfertigt ist.

Der 8. Hirnnerv *(N. vestibulocochlearis)* kann bei laterobasalen Frakturen und gedeckten Traumen aller Schweregrade mitbeteiligt sein. Hörstörungen treten meist nach Pyramidenquerfrakturen auf. Funktionsstörungen des Vestibularisapparates mit Gleichgewichtsstörungen, Nystagmus und Übelkeit können durch Erschütterungen oder Blutungen des Labyrinths, der Pars vestibularis des 8. Hirnnerven

oder des Hirnstamms auftreten. Aktive Behandlungsmöglichkeiten
bestehen nicht, die Spontanprognose ist in der Regel günstig.
Die untere Hirnnervengruppe (Nn. glossopharyngeus, vagus, acces-
sorius und hypoglossus) ist für die akute Neurotraumatologie von
geringerem Interesse.

# 9 Schädel-Hirn-Verletzungen im Kindesalter

Schädeltraumen im Säuglings- und Kindesalter weisen einige Besonderheiten auf, die bei der Beurteilung und Behandlung zu berücksichtigen sind. Durch die noch schwach entwickelte Kopfhaltemuskulatur und die geringen Abwehrreaktionen wird das Auftreten von Schädel-Hirn-Verletzungen begünstigt. Die Blut-Hirn-Schranke weist eine erhöhte Permeabilität auf, weshalb die Empfindlichkeit gegenüber Sauerstoffmangel und die Ödembereitschaft gesteigert sind. Auch der kindliche Stoffwechsel ist labiler und Temperatur sowie Wasser- und Elektrolythaushalt leichter störbar.

> Häufig kommt es zum hypovolämischen Schock, manchmal sogar schon bei scheinbar banalen Kopfschwartenhämatomen.

Andererseits haben Säuglinge noch einen weichen und elastischen Schädel, der stark deformiert werden kann und einen Großteil der kinetischen Energie aufbraucht, wodurch die traumatische Hirnschädigung geringer sein kann. Die Dura zerreißt leichter, da sie dem Schädelknochen noch fest anhaftet. Durch die nur lockere Verbindung zwischen Galea und Schädelkapsel können sich Kopfschwartenhämatome weit ausbreiten.

Seltener als im Erwachsenenalter besteht eine initiale Bewußtlosigkeit; Erbrechen, Schläfrigkeit oder Erregungszustände treten häufig erst verzögert auf. Die sekundäre Bewußtseinsverschlechterung kann aber oft sehr dramatisch verlaufen. Strecksynergien sind im Kindesalter häufig nur vorübergehend und haben nicht die gleiche ernste prognostische Bedeutung wie beim Erwachsenen. Bei der Behandlung hirnverletzter Kinder ist größter Wert auf eine sorgfältige

Flüssigkeitsbilanzierung zu legen. Sowohl Überwässerungen als auch Dehydratationen mit Elektrolytverschiebungen müssen vermieden werden. Bei notwendig werdender Intubation ist ein exakt passender Tubus zu wählen: bei zu kleinem Tubus besteht Hypoxiegefahr, bei zu großem die Gefahr von Druckschädigungen der Trachea. Eine weitere Besonderheit des Kindesalters ist die große osteoplastische Potenz der Dura und Galea, wodurch die Heilungsfrist für Frakturen verkürzt ist.

Die Gesamtprognose hirnverletzter Kinder ist günstiger als im Erwachsenenalter. Während die primäre Mortalität etwa gleich ist, verbessert sich die Prognose, wenn die ersten Stunden nach dem Trauma überlebt werden.

> Im Kindesalter kann auch ein länger dauerndes posttraumatisches Koma folgenlos überstanden werden.

## 9.1 Perinatale Verletzungen

Zum Zeitpunkt der Geburt besteht der kindliche Schädelknochen nur aus einer Knochenschicht mit tiefen Gefäßgruben für die A. meningea media und die Sinus. Die Schädelnähte sind noch offen.

*Frakturen* sind in diesem Alter meist Folge einer Zangenentbindung oder durch den Druck gegen Symphyse, Sakrum oder Beckenkamm der Mutter. Sie sind überwiegend parietal gelegen, linear oder imprimiert. Spezielle knöcherne Verletzungen sind auch ohne ausgedehnte Fraktur möglich; ohne Unterbrechung der Knochenkontinuität kann es zu Einwölbungen der Kalotte kommen (Ping-Pong- oder Derbyhut-Impression). Da die Dura noch fest mit der inneren Kalottenoberfläche verbunden ist, kommt es leicht zu Einrissen mit Sinusverletzungen und ausgedehnten intrakraniellen Blutungen.

Relativ häufig treten Blutansammlungen in den Schädelweichteilen auf. Die *Kopfgeschwulst* (Caput succedaneum) stellt eine Ansammlung von Blut und Flüssigkeit im Subkutangewebe dar, ist nicht durch die Knochennähte begrenzt und kann sich somit über den gesamten Hirnschädel ausbreiten. Eine spezielle Behandlung ist nicht erforderlich, die Rückbildung erfolgt spontan.

Nach Vakuumextraktion oder Entwicklung aus schwierigen Lagen können *subgaleale Hämatome* zwischen Galea und Schädeloberfläche auftreten. Sie koagulieren rasch und erwecken dann den Eindruck eines umschriebenen Ödems. Die Säuglinge wirken blaß, muskelhypoton und können auch zerebrale Symptome aufweisen. Der Blutverlust kann bis zum hämorrhagischen Schock mit Kreislauf- und Atemstörungen führen.

Das *Cephalhaematoma subaponeuroticum* entsteht nach tangentialer Abscherung durch Gefäßzerreißungen zwischen Galea und Periost. Die fluktuierende Schwellung aus Blut und Liquor kann in kurzer Zeit erhebliche Ausmaße erreichen, ist frei verschieblich und von den Schädelnähten unabhängig. In über 80% besteht gleichzeitig eine parieto-okzipitale Fraktur, die die Dura zerreißt, wodurch Liquor austreten kann. Der Blutverlust kann Transfusionen erforderlich machen. Die Behandlung erfolgt mittels Kompressionsverband, eine Punktion ist meist nicht erforderlich.

Das *Cephalhaematoma subperiostale* hat den gleichen Entstehungsmechanismus. Häufigste Ursachen sind Zangenentbindungen oder Traumen durch das mütterliche Becken. Die subperiostale Blutansammlung, meist parietal gelegen, dehnt sich wegen der festen Verbindung zwischen Periost und Schädelnähten nicht über die Nahtgrenzen aus. Nur selten sind gleichzeitig Frakturen vorhanden, zerebrale Symptome bestehen nicht. Eine spezielle Behandlung ist nicht erforderlich.

*Perinatale Hirnblutungen* werden meist durch mechanische Ursachen ausgelöst (Schädelkompression entlang der horizontalen Achse). Nicht selten sind aber auch hypoxische Ursachen (Plazentainsuffizienz, Nabelschnurkomplikationen, protrahierter Geburtsverlauf) verantwortlich.

> Für eine intrakranielle Blutung sprechen beim Neugeborenen Atemstörungen, Krampfanfälle, Meningismus und eine gespannte Fontanelle.

Weitere Symptome sind Muskelhypotonie, Gähnen, Singultus, fehlender Saug- und Würgreflex, Temperaturstörungen und Zunahme des Schädelumfangs. Die Diagnose ist mittels Computertomographie rasch und sicher zu erhärten. Ausgedehnte, akute Blutungen können zwar operativ ausgeräumt werden, doch ist damit die meist ungünstige Prognose kaum zu bessern. Bei Überlebenden bleiben in der Regel schwere Defekte zurück.

## 9.2 Schädelbrüche

Frakturen des Hirnschädels kommen bei Kindern seltener vor als bei Erwachsenen. Ihre Diagnose kann schwierig sein, da schwerwiegende Symptome oft fehlen. Hinweise geben die typische Vorgeschichte und eine lokale, weiche, fluktuierende Schwellung (Hämatom). Die Röntgenaufnahmen sind oft unbefriedigend, da die Untersuchung bei unruhigen Kindern erschwert und auch die Interpretation der Bilder bei Kindern schwierig ist. Vor allem müssen die Entwicklung der Schädelnähte und die nicht seltenen Ossifikationsvarianten, besonders im Bereich der hinteren Schädelgrube, berücksichtigt werden.

Im Säuglingsalter kommen gelegentlich *Nahtsprengungen* vor, meist im Bereich der Kranz-, Pfeil- und Lambdanaht; eine spezielle Behandlung ist nicht erforderlich. Häufiger sind die verschiedenen Formen der *Impressionsfrakturen:* Die *Stanzfrakturen* sind die eigentlichen Impressionsfrakturen, bei denen die Knochenfragmente nach intrakraniell imprimiert sind. Häufig ist dabei die Dura in großer Ausdehnung zerrissen. Je nach Ausmaß der Begleitverletzungen und Komplikationen variiert die klinische Symptomatik. Eine operative Versorgung ist indiziert bei

- Impressionen um mehr als Kalottendicke,
- Zeichen der Duraverletzung,
- neurologischen Ausfällen.

Durch Anlegen eines benachbarten Bohrlochs und Einführen eines Elevatoriums können die Impressionen meist leicht gehoben werden. Impressionen über den Sinus ohne neurologische Ausfälle werden wegen der Gefahr lebensbedrohlicher Blutungen nicht gehoben. Auch sehr flache Impressionen bedürfen keiner operativen Versorgung, da sie sich meist mit dem Schädelwachstum spontan ausgleichen. Bei offenen Impressionsfrakturen gelten die gleichen Indikationen wie im Erwachsenenalter. Aus kosmetischen Gründen sollte nach Möglichkeit der Eigenknochen zur Defektdeckung verwendet werden.

Bei Kleinkindern treten manchmal *Impressions-Grünholzfrakturen* auf, wenn infolge der Elastizität des Schädeldachs die imprimierten Knochenfragmente mit der umgebenden Schädelkapsel noch Kontakt haben. Bezüglich der Behandlung gelten die gleichen Grundsätze wie für die Stanzfrakturen.

Eine Sonderform der Impressionsfraktur bei jüngeren Säuglingen ist die *Ping-Pong-Fraktur* (Derbyhut-Impression), wenn der noch weiche Knochen durch umschriebene Gewalt eingebeult wird, aber nicht bricht. Sie bildet sich meist in den ersten Lebensmonaten spontan zurück, eine operative Hebung von einem benachbarten Bohrloch aus ist nur selten erforderlich.

Die *linearen Frakturen* im Kindesalter unterscheiden sich nicht wesentlich von denen im Erwachsenenalter. Das begleitende subgaleale Hämatom resorbiert sich spontan innerhalb von Tagen bis Wochen, es sollte wegen der Infektionsgefahr nicht punktiert werden.

Eine seltene Bruchform, die nur bei Kindern bis zum 3. Lebensjahr vorkommt, ist die *wachsende Schädelfraktur.* An ihrer Entstehung sind 4 Pathomechanismen beteiligt:

- lineare Fraktur,
- Durazerreißung,
- Hirnverletzung unterhalb der Fraktur,
- nachfolgende Defektvergrößerung.

Als Folge der Duraverletzung kommt es zu einer Herniation der liquorgefüllten Arachnoidea durch den Duradefekt mit zunehmender Erweiterung des Frakturspalts, der sich durch das Schädelwachstum immer weiter vergrößern kann. In den inkarzerierten Hirnteilen entstehen porenzephale Zysten, deren Pulsationen den Spalt zusätzlich erweitern. Nach einem Intervall von mehreren Monaten ist der weiche, pulsierende Schädeldefekt gut zu tasten. Klinisch bestehen häufig Kopfschmerzen, Hemiparese, zerebrale Krampfanfälle und Visusstörungen. Das Röntgenbild zeigt den typischen, unregelmäßigen Knochendefekt mit verdickten, nach einwärts gebogenen Knochenrändern. Auch im Computertomogramm sind Knochendefekt, zystische Höhlenbildung und Ventrikelerweiterung gut nachweisbar. Da eine Spontanheilung nicht erwartet werden kann, ist die operative Versorgung in der Spezialabteilung mit Dura- und Knochenplastik erforderlich.

*Fronto- und laterobasale Frakturen* kommen bei Kindern seltener vor, da sich das pneumatisierte System erst langsam ausbildet und Schädelbasisbrüche wegen der größeren Knochenelastizität insgesamt seltener sind. Die Möglichkeit derartiger Verletzungsfolgen auch bei Kindern sollte jedoch beachtet werden.


## 9.3 Gedeckte Schädel-Hirn-Verletzungen

Alle Formen gedeckter traumatischer Hirnschädigungen verlaufen im Kindesalter dramatischer. Schon eine *Commotio cerebri* kann bei Kindern ein eindrucksvolles klinisches Bild verursachen, die Symptome bilden sich allerdings auch wieder schnell zurück. Die *Contusio cerebri* wird bei Kindern durch die gesteigerte Hirnödemneigung geprägt. Die häufig schon kurz nach dem Trauma nachweisbare bilaterale, diffuse Hirnschwellung ist allerdings kein echtes Hirnödem, sondern stellt eine akute zerebrale Hyperämie dar.

> Im Kindesalter gleichen Commotio und Contusio cerebri klinisch intrakraniellen Blutungen, die deshalb in erster Linie ausgeschlossen werden müssen.


## 9.4 Intrakranielle Blutungen

Traumatische intrakranielle Blutungen können im Kindesalter aufgrund ihres klinischen Erscheinungsbildes erhebliche diagnostische Schwierigkeiten bereiten. So bieten etwa 50% der gedeckten Schädeltraumen hämatomverdächtige Symptome, während bei wiederum 50% der Hämatome die typischen Symptome fehlen.

*Epidurale Blutungen* können bei Kindern schon nach Bagatelltraumen auftreten, haben nur selten eine primäre Bewußtlosigkeit in der Vorgeschichte und weisen häufig einen subakuten Verlauf auf. Die

Symptomatik wird oft durch das stärkere Begleitödem geprägt, auch der Blutverlust kann das klinische Bild deutlich mitbeherrschen.

Bei Säuglingen und Kleinkindern kann als Leitsymptom ein hämorrhagischer Schock bestehen.

Die übrigen Symptome entsprechen dem Erwachsenenalter. Häufig sind jedoch atypisch lokalisierte Blutungen (frontal, okzipital), die die klinische Beurteilung erschweren. Auch die im Erwachsenenalter typische temporale Kalottenfraktur fehlt bei Kindern häufig. *Subdurale Blutungen* kommen am häufigsten als Folge geburtstraumatischer Tentoriumrisse mit Brückenvenenrissen oder Verletzungen der V. cerebri magna vor und sind oft mit ausgedehnten Hirnverletzungen kombiniert. Nicht selten gestaltet sich der Verlauf auch subakut bis chronisch und imponiert dann klinisch als frühkindlicher Hydrozephalus.

# 10 Intensivtherapie bei schweren Schädel-Hirn-Verletzungen

Zur alleinigen Behandlung oder postoperativ ist bei schwer Schädel-Hirn-Verletzten eine intensivmedizinische Behandlung zur Kontrolle, Unterstützung und Normalisierung der Vitalfunktionen sowie zur Vermeidung oder Behandlung von Frühkomplikationen erforderlich.

*Erstmaßnahmen*

- sicherer venöser Zugang,
- Magensonde,
- Blasenkatheter.

*Dauerüberwachung*

- Kontrolle der Bewußtseinslage,
- Kontrolle der Pupillenreaktion,
- Infusionsbilanz, Elektrolyte, Säure-Basen-Haushalt,
- Ernährung,
- ggf. Hirndruckmessung,
- Erkennung und Behandlung von Sekundärkomplikationen,
- pflegerische Maßnahmen.

## 10.1 Atmung

Bei Schädel-Hirn-Verletzten hat die optimale Sauerstoffversorgung besondere Bedeutung, da das traumatisch geschädigte Gehirn gegenüber Sauerstoffmangel hochgradig empfindlich ist. Eine atemmechanisch oder kreislaufbedingte Hypoxie führt zur Azidose mit Verstärkung des Hirnödems. Das Hirnödem seinerseits bewirkt eine

Verlangsamung der arteriellen Zufuhr und des venösen Abflusses, die die Hirnschwellung wiederum ungünstig beeinflussen. Zur Durchbrechung dieses Circulus vitiosus (Abb. 26) ist eine frühzeitige und ausreichende Sauerstoffzufuhr notwendig.
In der Frühphase schwerer Schädel-Hirn-Traumen besteht meist eine unregelmäßige, oberflächliche, frequente Atmung. Weitere *typische Atemformen* sind:

*Cheyne-Stokes-Atmung:* periodische Zu- und Abnahme der Atemtiefe mit apnoischen Pausen; häufig bei schweren globalen Hirnschädigungen durch herabgesetzte Empfindlichkeit des Atemzentrums; Prognose unsicher.

*Maschinenatmung* (zentrale Hyperpnoe): regelmäßige, stark beschleunigte Atmung (Frequenz über 40/min.) mit normalem $pO_2$, erniedrigtem $pCO_2$ und respiratorischer Alkalose bei allgemeiner zerebraler Azidose und mesenzephal-pontiner Dysfunktion, aber noch intaktem kaudalen Atemzentrum; ernste Prognose.

*Ataktische Atmung:* unregelmäßige Atmung mit ständigem Wechsel von Frequenz und Amplitude; meist Folge von Kompressionsschädigungen des unteren Hirnstamms und des bulbären Atemzentrums; Prognose meist ungünstig.

*Schnappatmung:* agonal treten abrupt tiefe Atemzüge mit unregelmäßigen Pausen auf, die Folge einer pontin-medullären Läsion mit Ausfall des kaudalen Atemzentrums und der Übernahme partieller Funktionen durch spinale Zentren sind.

Seltenere Atemformen nach zerebralen Schädigungen sind die *Zahnrad-Atmung* (langsame Atmung mit langen endexspiratorischen Pausen) und die *Cluster-Atmung* (gruppenartiges Auftreten verschieden schneller und unterschiedlich tiefer Atemzüge zwischen längeren Pausen).


Eine *Intubation* und Beatmung Schädel-Hirn-Verletzter ist notwendig bei

- klinischen Zeichen der Ventilationsstörung (Unruhe, periphere Zyanose, pathologische Atemformen mit Zwerchfell-Thorax-Antagonismus),
- $pO_2$-Werten unter 100 mm Hg,
- Bewußtlosen mit Zeichen der Hirnstammschädigung.

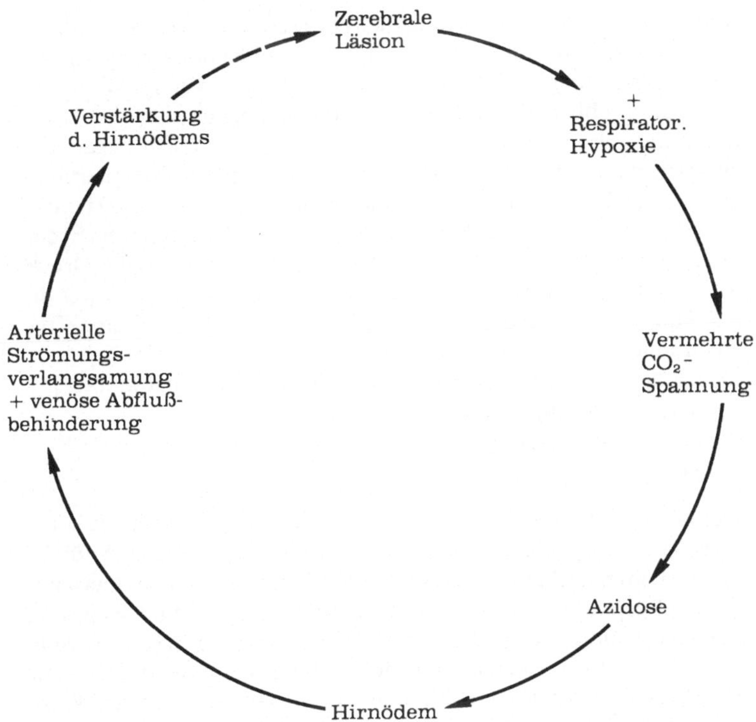


**Abb. 26.** Beziehungen zwischen Hirnläsion, Atmung und Kreislauffunktion

Ziel der Beatmung ist eine Senkung der $CO_2$-Spannung durch Steigerung des Atemminutenvolumens, wodurch eine Umverteilung der regionalen Hirndurchblutung mit Verbesserung der Durchblutung in geschädigten Arealen auf Kosten nicht geschädigter Areale erfolgt („Robin-Hood-Effekt", inverse-steal-Phänomen: Vasokonstriktion in Arealen mit erhaltener $CO_2$-Ansprechbarkeit mit Verminderung des zerebralen Blutvolumens bei unveränderter Durchblutung in geschädigten Hirngebieten). Zudem wird durch Senkung des intrathorakalen Drucks der hirnvenöse Abfluß verbessert und damit das zerebrale Blutvolumen weiter vermindert.

Welche Beatmungsform gewählt wird, ist vom Ausmaß der zerebralen und pulmonalen Störungen abhängig. Die früher meist angewandte Wechseldruckbeatmung hat bei Langzeitanwendung erhebliche Nachteile für die Lungenventilation (Atelektasenneigung), die Hirndurchblutung und die neurologische Überwachung. Wenn die zerebrale Problematik im Vordergrund steht, eignet sich eine Beatmung mit normalem Ausatemdruck (ZEEP) oder leicht negativem endexspiratorischem Druck (NEEP). Wenn respiratorische Gründe eine Langzeitbeatmung erfordern, ist ein leicht positiver endexspiratorischer Druck vorzuziehen (PEEP), wobei allerdings wegen der Gefahr einer venösen Abflußbehinderung der intrakranielle Druck fortlaufend kontrolliert werden muß. Bei voraussichtlich notwendiger Langzeitbeatmung über zwei Wochen ist manchmal eine Tracheotomie erforderlich.

Durch die Beatmung werden folgende *Blutgaswerte* angestrebt:

$pO_2$      über 100 mm Hg
$pCO_2$    30–35 mm Hg
pH        7,35–7,40.

Der $pCO_2$ darf längerfristig nicht unter 30 mm Hg absinken, da sonst eine Gewebshypoxie in den ungeschädigten Hirnarealen zu befürchten ist. Durch leichte Hyperventilation läßt sich der Patient meist gut an den Respirator adaptieren. Oft ist allerdings auch eine Sedierung mit Diazepam oder synthetischen Opiaten erforderlich, eine volle Relaxierung ist nur selten notwendig. Alle 2–4 Stunden werden zur Prophylaxe der Atelektasenbildung die Lungen gebläht, hinzu kommen häufiger Lagewechsel und Atemgymnastik.

Der Wert einer zusätzlichen *hyperbaren Sauerstofftherapie* mit Erhöhung des Sauerstoffpartialdrucks auf 1,5–2 atm. ist umstritten. Bei noch erhaltener Autoregulation der Hirndurchblutung mit Ansprechbarkeit auf $pCO_2$-Änderungen kann eine Verminderung des kortikalen Blutflusses mit Senkung des Hirndrucks und Besserung der Ischämie und Hypoxie erreicht werden. Wegen der möglichen Nebenwirkungen (Barotraumen des Ohres, Lungentoxizität, Luftembolien) und letztlich nicht überzeugender Erfolge ist der Einsatz der Methode in der intensivmedizinischen Praxis begrenzt.

Die Beatmung kann schrittweise abtrainiert werden, wenn

– der Hirndruck über 2–3 Tage im Normalbereich bleibt,
– die Spontanatmung über 24 Stunden ausreichend ist und Blutgas- und Säure-Basen-Status normale Werte ergeben,
– die neurologische Erholung von Dauer ist.

Die maschinelle Beatmung hat dann keinen Einfluß auf den Hirndruck mehr, wenn infolge Vasoparalyse eine schwere zerebrale Zirkulationsstörung vorliegt.


## 10.2 Kreislauf

Die *Schockbehandlung* erfolgt nach allgemeinchirurgischen Gesichtspunkten; diese Problematik besteht jedoch bei isoliertem Schädel-Hirn-Trauma selten.

Häufiger ist ein *hyperdynamischer Zustand* mit Zunahme der Herzleistung, Blutdruckanstieg, Tachykardie, Lungenshunts und Anstieg der zirkulierenden Katecholamine. Ursache ist eine Hyperaktivität des sympathischen Nervensystems, ein Zusammenhang mit dem aktuellen Hirndruck besteht nicht. In der Therapie kommen Beta-Blocker zum Einsatz.

Bei intrakranieller Drucksteigerung kommt es als akute vasopressorische Gegenregulation oft zu einem *Anstieg des Systemblutdrucks* mit dem Zweck der Überwindung des gesteigerten Schädelinnendrucks zur Aufrechterhaltung einer minimalen Hirndurchblutung (Kocher-Cushing-Reflex), allerdings erst bei einem effektiven Druckgefälle, das nahe dem Verschlußdruck der Kapillaren liegt; dieser Mechanismus ist somit nicht in der Lage, eine annähernd normale Hirndurchblutung zu gewährleisten.

Neben Effekten am großen Kreislauf werden bei schweren Schädel-Hirn-Traumen häufig auch Auswirkungen am kleinen Kreislauf beobachtet (Zunahme des intrapulmonalen Rechts-Links-Shunts, Störung des Ventilations-Perfusions-Verhältnisses). Die schwerste Form ist das *neurogene Lungenödem,* das über vagale und sympatho-adrenerge Mechanismen ausgelöst wird.

Bei Schädel-Hirn-Verletzten hat der Systemblutdruck direkten Einfluß auf die *Hirndurchblutung.* Unter Normalbedingungen wird oberhalb eines zerebralen Perfusionsdrucks von 60 mm Hg die Hirndurchblutung durch die zerebrale Autoregulation über einen weiten Blutdruckbereich konstant gehalten. Im traumatisch geschädigten Hirngewebe ist die arterielle Perfusion vermindert und es tritt eine zunehmende Störung der Autoregulation ein. Anfangs wird der abnehmende Perfusionsdruck durch eine Weiterstellung der Hirngefäße noch kompensiert, bei weiterer Druckzunahme bewirken $O_2$-Abnahme und $CO_2$-Zunahme eine zusätzliche Gefäßdilatation, als deren Folge große Blutvolumina mit venöser Stauung und minutenlangen Druckkrisen (Plateau-Wellen) auftreten. Die kritische Grenze des *zerebralen Perfusionsdrucks,* der die Differenz zwischen Blutdruck und Hirndruck darstellt, liegt bei 50–60 mm Hg. Unterhalb dieses Grenzwertes treten eine zunehmende Laktat-Azidose, akute Hypoxiegefahr und zusätzliche Störungen der Blut-Hirn-Schranke ein. Die zerebrale Hypoxie wird durch Verringerung des Sauerstoffangebots bei abnehmender Differenz zwischen arteriellem und venösem Blutdruck mit allgemeiner Zirkulationsverlangsamung weiter verstärkt. Wenn der intrakranielle Druck schließlich den diastolischen Blutdruck erreicht, tritt zusätzlich zur ischämischen vasomotorischen Paralyse durch Kompression der ableitenden Venen der zerebrale Kreislaufstillstand ein.

> Zur Vermeidung einer zerebralen Hypoxie darf ein mittlerer arterieller Blutdruck von 70 mm Hg nicht unterschritten werden.

Eine zuverlässige medikamentöse Beeinflussung der Hirndurchblutung ist kaum möglich; lediglich Ergotamin-Präparate (z. B. Hydergin) scheinen einen positiven Einfluß auf die Endstrombahn zu haben. Als symptomatische Maßnahmen stehen zur Verfügung:

– onkotische Lösungen zur Verbesserung der Blutviskosität und Kapillardurchblutung,
– Tris-Puffer zur Verbesserung der Gewebsazidose und der $CO_2$-Ansprechbarkeit der Hirngefäße,
– Hyperventilation zur globalen Verminderung des zerebralen Blutvolumens und Durchblutungsverbesserung in den geschädigten Hirnarealen.

## 10.3 Wasser-, Elektrolyt- und Säure-Basen-Haushalt

Bei schweren Hirnverletzungen ist eine ständige Überwachung des *Wasser- und Elektrolythaushaltes* notwendig; die Normalwerte der wichtigsten Laborparameter sind in Tabelle 1 (S. 133) aufgeführt. Durch zerebrale Dysfunktion mit abnormer Ventilation, Hyperthermie, Erbrechen, Nahrungs- und Flüssigkeitskarrenz, Magen-Darm-Atonie und Einsatz hyperosmolarer Substanzen können erhebliche Entgleisungen auftreten:

*Hypokaliämie:* bei Dehydrierung, Erbrechen, Schwitzen, mangelhafter Zufuhr (kaliumarme Ernährung bzw. Infusion) und bei längerdauernder hochdosierter Steroidtherapie; der Ausgleich erfolgt schrittweise über mehrere Tage durch kaliumreiche Infusionslösungen und 1 molare Kaliumlösung.

*Hyperkaliämie:* nach isolierten Schädel-Hirn-Traumen selten, häufiger bei Polytraumen mit ausgedehnten Gewebszerstörungen, nach Massentransfusionen und bei Nierenfunktionsstörungen aus verschiedenen Ursachen; zur Therapie muß die Diurese in Gang gesetzt werden; zusätzlich werden Glukoselösungen, Kalziumglukonat, Natriumbikarbonat und eventuell Kationenaustauscher angewandt, gelegentlich ist auch eine Dialyse erforderlich.

*Hyponatriämie:* bei Dauerentwässerung mit unzureichendem Ionenersatz und Schwitzen bei Hyperthermie ist eine hypotone Dehydratation möglich; zum Ausgleich des Kochsalzmangels werden 1molare Lösungen von Kochsalz oder Natriumbikarbonat infundiert.

*Hypernatriämie:* durch Flüssigkeitseinschränkung in der Hirnödembehandlung kann eine hypertone Dehydration mit relativer Hypernatriämie eintreten; die Hypertonizität wird durch Glukose- oder Fruktoselösungen ausgeglichen.

In seltenen Fällen kommt es zu einem exzessiven *Diabetes insipidus* durch direkte kontusionelle Schädigung des Zwischenhirns oder grobe Hirnstammschädigung im Bereich der supraoptischen und paraventrikulären Kerne mit Unterbrechung der Funktionseinheit Hypothalamus/Neurohypophysensystem und Vasopressin-Sekretionsstörung. Es entwickelt sich eine Polyurie mit Ausscheidungsmengen von mehr als 4 l/die, Polydipsie, Abnahme des spezifischen Harngewichts unter 1005, Absinken der Natrium-Konzentration und der Osmolarität. Bei Bewußtlosen mit fehlendem Durstmechanismus kann es rasch zur Exsikkose kommen. In leichteren Fällen, die sich ohnehin innerhalb weniger Tage spontan zurückbilden, genügt der Flüssigkeitsersatz durch elektrolytfreie Zuckerlösungen bei sorgfältiger Bilanzierung der Ein- und Ausfuhr und Kontrolle von Elektrolyten, Harnstoff, Hämatokrit, Osmolarität, Blutzucker und Körpergewicht. Bei den schwereren Formen mit Harnmengen von über 200 ml/h werden Vasopressin i. m. (2,5–5 E) oder das Vasopressin-Analogon DDAVP i. v. gegeben.

Die Störungen im *Säure-Basen-Haushalt* treten bei Schädel-Hirn-Verletzten am ehesten als *metabolische Azidose* in Erscheinung. Sie entsteht durch lokal verminderte Perfusion bei allgemeiner Hirndrucksteigerung, die traumatische Stoffwechselalteration mit herabgesetzter Kohlehydratverwertung, gesteigerter Fettverbrennung und Abbau ketoplastischer Aminosäuren. Die Therapie muß kausal angreifen (Bekämpfung des Schocks und des Hirnödems) und wird durch die Beatmung und Gaben von Natriumbikarbonat ergänzt.

Als Folge einer zentral oder peripher ausgelösten Lungenfunktionsstörung mit verminderter $CO_2$-Abgabe kann eine *respiratorische Azidose* auftreten, die durch eine optimale Beatmung zu korrigieren ist. Bei forcierter Diurese oder Verlust saurer Valenzen infolge Magen-Darm-Atonie tritt eine *metabolische Alkalose* ein; die fehlenden Cl-Ionen werden per infusionem ausgeglichen (KCl 7,45%ig). Nach schweren Traumen mit zentraler Hyperventilation und verstärkter $CO_2$-Abgabe entwickelt sich eine *respiratorische Alkalose*, die eine kontrollierte Beatmung erfordert.

Entgleisungen im Wasser-Elektrolyt- und Säure-Basen-Haushalt erfordern eine gezielte *Infusionstherapie*. Sie dient der

– Normalisierung des zirkulierenden Volumens mit Aufrechterhaltung der Nierenarbeit und Herabsetzung des intrakraniellen Drucks,
– Beseitigung von Störungen im Säure-Basen-Haushalt,
– Deckung des Energiebedarfs.

Für den Erwachsenen beträgt der tägliche Flüssigkeitsbedarf 35 ml/ kg Körpergewicht (= 2000–2500 ml), zum Ausgleich der Perspiratio insensibilis müssen pro 0,1° Temperaturerhöhung über 38 °C weitere 0,5 ml/kg/die zugefügt werden. Bei ausgeprägter Magen-Darm-Atonie können zusätzlich täglich 1000–1500 ml verlorengehen. Da bei bestehendem Hirnödem aber schon leichte Überwässerungen fatale Folgen haben können, muß auf eine ausgeglichene Bilanz geachtet werden. Wenn das spezifische Harngewicht unter 1010 absinkt, ist eine weitere Entwässerung ebenfalls sinnlos, da keine Natrium-Ausscheidung mehr erfolgt, durch den Entzug freien Wassers aber die Hämodynamik empfindlich gestört wird. Besonders im Kindesalter kann es rasch zur Wasserintoxikation mit Bewußtseinsstörungen und zerebralen Krampfanfällen kommen.

> Beim Hirnödem wird eine ausgeglichene Flüssigkeitsbilanz angestrebt: Überwässerungen verstärken das Hirnödem, zu starke Dehydrierung verschlechtert die Mikrozirkulation.

## 10.4 Hirnödem

Bei schweren Schädel-Hirn-Verletzungen besteht fast immer ein Hirnödem, das Verlauf und Prognose der Traumafolgen wesentlich mitbestimmt. Wegen der häufig vorliegenden primären Bewußtlosigkeit und der raschen Verlaufsentwicklung treten die unspezifischen Allgemeinsymptome wie Kopfschmerzen, Schwindel oder Brechreiz klinisch nicht in Erscheinung, sondern der fortschreitende Hirndruckzustand manifestiert sich durch die Symptome der Kompression und Verlagerung charakteristischer Hirnteile. Im Vordergrund stehen dann kennzeichnende Störungen des Bewußtseins, der Pupillomotorik, des Muskeltonus sowie der Atmung und des Kreislaufs. Zur Sicherung der Verdachtsdiagnose und zur Steuerung der Therapie sind instrumentelle Zusatzuntersuchungen (Computertomographie, Hirndruckmessung) erforderlich.

> Die Therapie des Hirnödems muß einsetzen, bevor Sekundärschäden eingetreten sind.

### 1. Optimale Sauerstoffzufuhr

Der Sauerstoffmangel aus zerebralen Ursachen (lokaler Abfall des Perfusionsdrucks bei gestörter Autoregulation der Hirndurchblutung, zentrale Atemstörungen) und/oder extrazerebralen Gründen (periphere Atemstörungen unterschiedlicher Genese, Schock usw.) ist einer der Hauptgründe für die Hirnödementstehung; er muß deshalb vorrangig behoben werden.

*Freihalten der Atemwege:* Zur Freihaltung der Atemwege ist bei Bewußtlosen eine Intubation erforderlich, die unter Umständen längere Zeit aufrechterhalten werden muß.

*Sedierung:* Bei stärkerer motorischer Unruhe und vor allen schmerzhaften pflegerischen Maßnahmen ist eine Sedierung notwendig, um abrupte Hirndrucksteigerungen zu vermeiden.

*Hyperventilation:* Zur Sicherung der Sauerstoffzufuhr, respiratorischen Kompensation der Hirngewebsazidose und Hirndrucksenkung durch hypokapnische Vasokonstriktion ist eine mäßige Hyperventilation mit $pCO_2$-Werten um 35–30 mm Hg und $pO_2$-Werten über 100 mm Hg notwendig. Durch Steigerung des Atemminutenvolumens mit Senkung der $CO_2$-Spannung und Herabsetzung des mittleren intrathorakalen Drucks kommt es durch Verbesserung des hirnvenösen Abflusses mit Minderung des zerebralen Blutvolumens zusätzlich zu einem hirndrucksenkenden Effekt. Bei lokal gestörter Vasomotorik kann sogar eine Umverteilung der regionalen Hirndurchblutung zugunsten der geschädigten Areale erfolgen.

*Vermeiden venöser Abflußbehinderungen:* Durch leicht erhöhte Lagerung von Kopf und Oberkörper um 15–30° wird das Druckgefälle zum intrathorakalen Raum verbessert. Dies wirkt sich günstig auf den intrakraniellen Druck aus, ohne den systemischen oder pulmonalen Druck oder die Herzleistung ungünstig zu beeinflussen.

## 2. Kombinierte Osmo-Onko-Therapie

*Kreislaufbehandlung:* Stärkere Blutdruckschwankungen in hypotone und hypertone Bereiche sind nach Möglichkeit zu vermeiden, da sie bei gestörter Autoregulation auch unmittelbar nachteilig auf die Hirndurchblutung wirken. Als optimal werden systolische Blutdruckwerte um 100–160 mm Hg angesehen. Auch eine Hämokonzentration hat durch Verminderung der Durchblutung in der Endstrombahn ungünstige Auswirkungen auf das zerebrale Sauerstoffangebot und die Ödementwicklung. Insgesamt muß deshalb eine ausgeglichene Flüssigkeitsbilanz erreicht werden.

*Entwässerung durch Osmo-Diurese:* Durch die schnelle Infusion niedermolekularer hypertoner Substanzen wird ein Osmogradient zwischen Plasma und Hirngewebe aufgebaut. Bei intakter Blut-Hirn-Schranke kommt es dann zum Wasserübertritt aus dem Hirngewebe in die Blutbahn, infolge Volumenverminderung sinkt der Hirndruck und die zerebrale Perfusion wird verbessert; die Drucksenkung erfolgt durch die Entwässerung gesunden Hirngewebes! Durch Ausscheidung der Substanzen über die Nieren und Anstieg der Konzentration im Extravasalraum kehrt sich nach einem unterschiedlich langen Zeitraum der Osmogradient allerdings wieder um und es kommt zum Wasserrückstrom in die Zelle (Rebound-Effekt). Dieser Effekt kann durch das Eindringen hypertonen Plasmas in das Hirnparenchym in Arealen mit defekter Blut-Hirn-Schranke noch verstärkt werden.

Als Standard-Präparate werden die Zuckeralkohole verwendet: *Mannit* (20%ig; 1,5–3 ml/kg Körpergewicht) wird nicht metabolisiert, sondern renal ausgeschieden und hält deshalb in seiner Wirkung 8–10 Stunden an. *Sorbit* (40%ig; 0,75–1,5 ml/kg Körpergewicht) wird in der Leber über den Fruktosestoffwechsel abgebaut, wirkt kürzer (3–4 Stunden), intensiver und hat einen geringeren Rebound-Effekt. Auch *Glyzerin* ist osmotisch gut wirksam. Es kann oral (0,5–1,0 g/kg 4stündlich, in Orangensaft vermischt) oder als Infusion gegeben werden (500 ml einer 10%igen Lösung über 2–3 Stunden). Bei höheren Dosierungen bestehen die Risiken des hypoglykämischen und hyperosmolaren Komas sowie Hämolysegefahr.
Die Osmodiuretika werden individuell eingesetzt und dosiert, was durch die kontinuierliche Hirndruckmessung erleichtert wird.

> Eine schematische und ungezielte Entwässerung ist unnötig und gefährlich, da durch den starken Wasserentzug die zerebralen Zirkulationsstörungen verstärkt werden.

Osmodiuretika werden gegeben, wenn der Hirndruck durch Hyperventilation nicht mehr beherrschbar ist, insbesondere bei

– Druckwellen oder wiederholten Druckspitzen über 30 mm Hg,
– langsam, aber ständig ansteigendem Druck,
– kontinuierlich erhöhtem Druck über mehrere Stunden.

Durch sorgfältig dosierte Osmodiuretika-Gaben sind Einklemmungen und Hirndruckspitzen meist gut zu beherrschen. Nicht wirksam ist diese Therapie bei globalen Hirnschädigungen mit totalem Zusammenbruch der Blut-Hirn-Schranke. Bei Gaben über mehrere Tage werden allmählich ansteigende Dosen notwendig. Deshalb sollte die Anfangsdosierung möglichst niedrig sein und die verschiedenen Präparate gewechselt werden. Bei forcierter Dauerdiurese drohen Exsikkose, Hämokonzentration und Hypovolämie mit renalen und kardiovaskulären Funktionsstörungen. Als Grenzwert für die osmotische Entwässerung gelten 340 mmol/l. Serumosmolarität und Elektrolytwerte müssen fortlaufend kontrolliert werden.

### 3. Medikamentöse Therapie

*Glukokortikoide* (z. B. Dexamethason) wirken wahrscheinlich hauptsächlich auf die Primärfunktion der Membransysteme. Als mögliche Wirkprinzipien werden diskutiert

- membranabdichtender Effekt an der Blut-Hirn-Schranke,
- Stoffwechselstimulierung an der Zellmembran,
- Hemmung der lysosomalen Enzyme,
- Einfluß auf die zerebralen Blutgefäße,
- Senkung der Liquorproduktion,
- Verbesserung der Glukoseutilisation,
- Aktivierung der Natrium-Kalium-ATPase.

Für die beim traumatischen Hirnödem im Vordergrund stehende vasogene Komponente sind die Minderung der pathologisch erhöhten Gefäßpermeabilität und die Senkung der Liquorproduktion entscheidend, weil dadurch der Abfluß der Ödemflüssigkeit zum Ventrikelsystem erleichtert wird (bulk-flow-Mechanismus). Ein akuter hirndrucksenkender Effekt ist jedoch nicht zu erwarten, die klinisch und meßtechnisch nachweisbaren Wirkungen (Druckberuhigung mit Senkung des Plateaus und Kupierung der extremen Druckspitzen) treten erst innerhalb von etwa 2 Tagen ein. Durch Verbesserung der intrakraniellen Druck-Volumen-Beziehungen erfolgt eine Stabilisierung des zerebralen Perfusionsdrucks mit Verbesserung der regionalen Hirndurchblutung. Am besten bewährt haben sich Glukokortikoide mit möglichst geringer mineralokortikoider Wirkung und niedrigem Natriumretentions-Index (z. B. Dexamethason). Wegen der biologischen Latenzzeit ist jedoch die möglichst frühzeitige und hochdosierte Gabe erforderlich.

---

Initialdosis: 100 mg i. v. möglichst schon am Unfallort.

---

Dosierung und Dauer der Weiterbehandlung werden vom Akutverlauf in den ersten Stunden und Tagen abhängig gemacht. Wenn die hochdosierte Weiterbehandlung indiziert ist, wird folgendes Dosierungsschema empfohlen:

---

*Empfehlung zur hochdosierten Dexamethason-Dosierung*

| Erwachsene | Initialdosis | 100 mg i. v. |
| | 1.–3. Tag | 12 × 8 mg |
| | 4.–6. Tag | 6 × 8 mg |
| | 7.–10. Tag | 6 × 4 mg |
| Kinder unter 12 Jahren | Initialdosis | 16–40 mg i. v. |
| | 1.–3. Tag | 8 × 4 mg |
| | 4.–10. Tag | 4 × 4 mg |
| Kinder unter 3 Jahren | Initialdosis | 16–60 mg/m$^2$ Körperoberfläche |
| | 1.–3. Tag | 8 × 5 mg/m$^2$ Körperoberfläche |
| | 4.–10. Tag | 8 × 2,5 mg/m$^2$ Körperoberfläche |

---

Das Präparat kann dann rasch ausschleichend in 2 Tagen abgesetzt werden. Nicht indiziert weil ohne sicheren Effekt ist die hochdosierte Therapie bei leichteren Traumen ohne stärkeres Hirnödem und schwersten Traumen mit hochgradigen substantiellen Hirnschädigungen und offensichtlich infauster Prognose; in diesen Fällen wird die Kortikoidbehandlung kurzfristig beendet. Die nicht zu erwartende Verbesserung der Behandlungsergebnisse bei diesen Patienten ist der Grund für teilweise negative Ergebnisbeurteilungen in der Literatur.

Bei der Steroidtherapie müssen ferner mögliche Nebenwirkungen wie gastrointestinale Blutungen, Wundheilungsstörungen und Infektionen, Hyperglykämien und eine Suppression der Hypothalamus-Hypophysen-Nebennierenachse berücksichtigt werden. Wenn gleichzeitig Antazida und Histamin-Antagonisten gegeben werden und frühzeitig auf orale Ernährung übergegangen wird, ist eine Zunahme der Magen-Darm-Blutungen nicht zu befürchten. Leichte bis mittlere Blutzuckersteigerungen können mit Insulin korrigiert werden, schwere diabetische Entgleisungen stellen ebenso wie eine bekannte Ulkusanamnese, Lungentuberkulose und Pilzinfektion eine Kontraindikation für die Steroidtherapie dar.

*Aldosteron-Antagonisten* (z. B. Spironolacton) stimulieren die Aldosteronfreisetzung und bewirken damit eine begrenzte Ödemminderung. Wegen des langsamen Wirkungseintritts und der Gefahr von Elektrolytstörungen (Hyponatriämie und Hyperkaliämie) sind sie beim traumatischen Hirnödem kaum geeignet.

*Diuretika* vom Typ des Furosemid reduzieren wirksam die Liquorsekretion durch den Plexus chorioideus und bewirken dosisabhängig durch vermehrte Wasser- und Natriumausscheidung eine starke Diurese, wodurch der Abstrom der Ödemflüssigkeit vom Hirngewebe in das Ventrikelsystem erleichtert wird. Da das Präparat aber nicht rasch genug einen hirndrucksenkenden osmotischen Gradienten aufbaut, ist es zur Monotherapie des traumatischen Hirnödems nicht geeignet. Bei höheren Dosen besteht zudem die Gefahr einer überschießenden Diurese mit Hypovolämie, Hypotension und Hämokonzentration mit rheologischer Behinderung der Hirndurchblutung.

> Furosemid ist bei alleiniger Gabe kein geeignetes Mittel zur schnellen Hirndrucksenkung.

Sinnvoll ist die Furosemid-Gabe in kleinen Dosen zusammen mit Steroiden und Osmotherapeutika als Zusatzbehandlung bei mäßigem Hirndruck und gestörter Blut-Hirn-Schranke, Wassereinlagerungen in die Lunge und präexistenten Herzerkrankungen. Der additive Effekt in der Kombinationsbehandlung entsteht durch die Wirkung auf die Liquorproduktion sowie den Natrium- und Wassertransport. So bewirkt Furosemid nach Stabilisierung der Schrankenfunktion durch die Steroide eine Verminderung der Liquorsekretion und zusammen mit den Osmotherapeutika einen beschleunigten Abfluß der Ödemflüssigkeit.

*Barbiturate* und andere Hypnotika werden zur „Hirnprotektion" bei hypoxischen Zuständen verschiedener Genese und in der neuro-

114

chirurgischen Intensivmedizin nach schweren Schädel-Hirn-Traumen eingesetzt. Die Vielzahl der angenommenen Wirkungskomponenten ist im einzelnen noch ungesichert:

- Hirndrucksenkung durch Verminderung der globalen Hirndurchblutung, insbesondere in nicht geschädigten Arealen,
- Anstieg des Perfusionsdrucks in minderversorgten Gebieten durch Vasokonstriktion in gesunden Hirnarealen,
- Unterdrückung des postischämischen Hypermetabolismus durch Deafferenzierung, der durch eine erhöhte Katecholaminaktivität ausgelöst wird,
- Depression neuronaler Strukturen und damit Herabsetzung des Energiebedarfs,
- Verbesserung der Glukoseutilisation über den Pentosephosphatweg mit Verminderung übermäßiger Laktatanhäufung,
- Bremsung der Lipidperoxidation und Verminderung der Bildung freier Radikale als Folge der zellulären Hypoxie,
- Hypothermie und Stoffwechselsenkung,
- Stabilisierung der Mikrozirkulation.

Als gesichert und klinisch effizient ist lediglich die Hirndrucksenkung durch Verminderung des zerebralen Blutvolumens anzusehen; ein eigentlicher hirnprotektiver Effekt besteht wahrscheinlich nicht.

> Die Hypnotika-Behandlung ist indiziert, wenn schwere posttraumatische Hirndruckzustände mit konventionellen Methoden (Hyperventilation, Entwässerung, Steroide) nicht zu beherrschen sind.

Meist wird Thiopental verwendet, das als Bolus von 20–30 mg/kg und weiter mittels Perfusor 3–5–10 mg/kg/h gegeben wird, wobei ein Serumspiegel von 40–70 mg/l angestrebt wird (inzwischen werden auch Spiegel von 30–40 für ausreichend gehalten). Als Ausdruck einer ausreichenden Wirkung treten eine anhaltende Senkung des intrakraniellen Drucks und als Maßstab für die Senkung des zerebralen Funktionsstoffwechsels das sog. Burst-Suppressions-Muster im EEG auf.

Unter der Hypnotika-Therapie sollte der Blutdruck nicht unter 60 mm Hg abfallen und der Hirndruck nicht über 15 mm Hg ansteigen.

Die Therapie kann beendet werden, wenn der Hirndruck über 3 Tage im Normbereich bleibt. Sie kann auch abgesetzt werden, wenn nach zweimaliger Einzelgabe keine erkennbare Wirkung eintritt. Unter dieser Therapie müssen die Methoden der Intensivüberwachung erheblich ausgeweitet werden. Dazu gehören

- separater Venenzugang,
- häufige CT-Kontrollen,
- fortlaufende Hirndruckmessung,
- EEG-Dauerableitung,
- Serumspiegelbestimmungen,
- Kontrolle der Leberwerte und Transaminasen.

Als systemische Nebenwirkungen sind die negativ inotrope und vasodilatatorische Wirkung mit Blutdruckabfall, Minderung des Herzminutenvolumens, Erhöhung der Lungen-Compliance mit septischen Komplikationen sowie Leber- und Nierenschädigungen, Hypothermie, Nachlassen der Harnausscheidung und der Magen-Darm-Motilität möglich. Weniger Nebenwirkungen haben Althesin und Etomidat, die wegen ihrer kürzeren Halbwertszeit auch besser steuerbar sind. Etomidat wird als Bolus von 1 mg/kg in 5–10 Minuten gegeben und danach als Dauermedikation mit 2–3 mg/kg/h fortgesetzt. Wegen der Gefahr allergischer Reaktionen kann Althesin nicht als Bolus gegeben werden; gut wirksam und steuerbar ist es als Dauerinfusion von 0,3–0,5 mg/kg/h.

### 4. Zusatzmaßnahmen

*Hypothermie:* Durch Unterkühlung werden Zellstoffwechsel und zerebraler Sauerstoffbedarf reduziert, wodurch Hirnvolumen und intrakranieller Druck vermindert werden. Bei schweren Schädel-Hirn-Traumen wurde gelegentlich eine Hypothermie, meist zusammen mit Barbiturat-Gabe angewendet. Wegen der nicht überzeugenden Erfolge und erheblicher Nebenwirkungen am Kreislauf hat sich das Verfahren in der Praxis nicht durchgesetzt.

*Hyperbare Sauerstofftherapie:* Bei noch erhaltener Ansprechbarkeit der Hirnblutgefäße auf $CO_2$-Änderungen kann durch Erhöhung des $O_2$-Partialdrucks auf 1,5–2,0 atm. eine Verminderung des kortikalen Blutflusses mit Hirndrucksenkung erreicht werden. Wegen des großen Aufwandes, möglicher Nebenwirkungen und unbefriedigender Erfolge ist auch diese Behandlung in der Routinetherapie nicht üblich.

## 5. Operative Maßnahmen

*Liquordrainage:* Bei nicht anders zu beeinflussenden Hirndruckzuständen kann eine Druckentlastung von innen erreicht werden, indem ein Katheter in den Seitenventrikel eingelegt und einige ml Liquor abgelassen werden. Die häufig dramatische Besserung ist allerdings nur von kurzer Dauer.

*Operative Dekompression:* In Fällen völlig therapieresistenter Hirndruckzustände, vom Verletzungsbefund und Lebensalter her aber realistischer Überlebenschance, wird in Ausnahmefällen eine temporale Dekompression ausgeführt (bilateral großflächige Kalottenentfernung, eventuell partielle temporale Lobektomie, Duraerweiterungsplastik). Der Eingriff kommt lediglich bei jüngeren Patienten und keinesfalls als primäre Notfallmaßnahme in Betracht. Insgesamt wird dabei wahrscheinlich überwiegend die Mortalität auf Kosten einer erhöhten Morbidität gesenkt (schwere neurologische Defekte, apallisches Syndrom).

Für die intensivmedizinische Praxis ergibt sich folgende Empfehlung für die *Standardbehandlung des traumatischen Hirnödems:*

*Hirndruck unter 30 mm Hg* (Basistherapie)
- Kontrolle von Blutdruck und Temperatur, Behandlung von Krampfanfällen,
- Dexamethason nach Schema,
- kontrollierte Hyperventilation ($pO_2$ über 100 mm Hg, $pCO_2$ um 30 mm Hg),
- eventuell zusätzlich Diuretika.

*Hirndruck über 30 mm Hg* (Zusatztherapie)
- hypertonische Lösungen (Mannit 20%ig oder Sorbit 40%ig, 1–4 ml/kg Körpergewicht),

– Barbiturate (Thiopental, Pentobarbital) oder andere Hypnotika (Etomidat, Althesin),
– eventuell externe Ventrikeldrainage.

Die Einzelmaßnahmen sind in Tabelle 2 noch einmal zusammengefaßt (s. S. 134).

## 10.5 Sedierung

Bei starker motorischer Unruhe, Streckmechanismen und zur Beatmung ist vielfach eine Sedierung notwendig. Wegen der Gefahr einer Atemdepression und Auswirkungen auf die Bewußtseinslage sind hierzu am besten Medikamente vom Typ des Diazepam geeignet (schnelle An- und Abflutung, geringe Atemdepression, guter antikonvulsiver Effekt). Diese Basismedikation kann durch Präparate wie Promazin und Methiazol ergänzt werden. Bei erwünschter Atemdepression eignet sich Fentanyl, bei hochgradigen Erregungszuständen ist Droperidol am Platze. Antikonvulsiva werden nicht routinemäßig eingesetzt, lediglich beim Auftreten zerebraler Krampfanfälle.

## 10.6 Ernährung

Nach schweren Schädel-Hirn-Traumen tritt als Folge einer starken Hormonstimulation im Hypothalamus-Hypophysenbereich eine ausgesprochen ergotrope Stoffwechseländerung im Kohlenhydrat-, Fett- und Proteinstoffwechsel ein („Postaggressions-Syndrom"). Die Glukokortikoidausschüttung führt zu einer Hyperglykämie, Hemmung der Proteinsynthese mit verstärkter Harnsäureausscheidung und negativer Stickstoffbilanz, Ketonkörperbildung und beschleunigter Lipolyse, erhöhter Kalium- und Wasserausscheidung mit Natriumretention. Ähnlich wirkt sich auch die gesteigerte Hormonaktivität des Nebennierenmarks mit vermehrter Katecholaminaktivität aus.
Der Kalorienbedarf bewußtloser Schädel-Hirn-Verletzter ist mit 40–80 Kcal/kg Körpergewicht erheblich erhöht (gesunde Erwachse-

ne benötigen 25–30 Kcal) und geht mit dem Schweregrad des Traumas fast parallel. Verstärkend wirken auch motorische Unruhe, Krampfanfälle, Hyperventilation und Hyperthermie. Erschwerend kommt hinzu, daß der konsumierende Energieverbrauch oft über einen längeren Zeitraum anhält.

Einem herz- und nierengesunden Patienten kann man täglich etwa 2500 Kcal (10 500 KJ) in Lösung zuführen, womit jedoch noch keine positive Stickstoffbilanz zu erzielen ist. Gut geeignet für die intravenöse Ernährung sind Fruktose (insulinunabhängig) und Glukose. Glukose ist für den Hirnstoffwechsel der optimale Energielieferant, wenn gleichzeitig entsprechende Mengen Altinsulin zugesetzt werden (24 IE pro 500 ml Glukose 20%ig). Allerdings besteht im Postaggressionsstoffwechsel eine Glukoseverwertungsstörung, so daß bei überhöhter Zufuhr die Gefahr eines hyperosmolaren hyperglykämischen Komas besteht. Deshalb werden gern Zuckeraustauschstoffe (Fruktose, Glukose und Xylit im Verhältnis 2:1:1) zugesetzt, die die Ketogenese hemmen, die Serumkonzentration der freien Fettsäuren senken, die Glukoneogenese vermindern und die Stickstoffkatabolie herabsetzen. Alkohol hat einen hohen kalorischen Wert, etwa 10 g pro Stunde können umgesetzt werden.

Zur Eiweißsubstitution (Mindestbedarf: 1 g/kg/die) sind Aminosäurengemische notwendig, die alle 8 essentiellen Aminosäuren enthalten müssen. Gleichzeitig müssen genügend Kalium und Energiespender zugesetzt werden, da sonst der Aufbau körpereigener Proteine nicht möglich ist.

Fettemulsionen sind bei Schädel-Hirn-Verletzten nur vorsichtig anzuwenden, da sie aktivierend auf die Koagulabilität des Blutes wirken und damit eine Thrombosetendenz fördern können. Außerdem kann es bei zu früher und zu hoch dosierter Fettinfusion zum Überladungssyndrom mit Fieber, Leibschmerzen, Erbrechen, Hepatosplenomegalie, Ikterus, Leukopenie, Thrombozytopenie und Blutungsneigung kommen. Grundsätzliche Einwände bestehen jedoch nicht, wenn ausreichend Heparin (2–5 IE pro ml) zugesetzt werden. Bei länger dauernder parenteraler Ernährung ist die Fettzufuhr (Dosierung: 2–4 g/kg Körpergewicht) wegen folgender Vorteile unverzichtbar:
– hoher Brennwert von 9 Kcal/g mit geringer Volumenbelastung,
– keine osmotische Belastung, da blutisoton,
– Sicherstellung der essentiellen Fettsäuren.

In der unmittelbar posttraumatischen Phase ist eine Sondenernährung nicht möglich, da meist erhebliche Funktionsstörungen im Bereich des Magen-Darmtraktes bestehen. Deshalb wird erst nach 2–3 Tagen stufenweise die Sondenernährung aufgebaut, um den Kalorienbedarf voll decken zu können. Anfangs werden 3–4 × 50 ml, langsam ansteigend bis auf 8 × 200–300 ml pro Tag gegeben. Wegen der bestehenden Magen-Darm-Atonie sind außerdem Antazida erforderlich.

Im Akutstadium schwerer Schädel-Hirn-Verletzungen kommt es häufig zu *hyperglykämischen Entgleisungen* infolge der antiinsulinären Wirkung der vermehrt ausgeschütteten Stresshormone, die durch eine gesteigerte Insulinbildung oder -freisetzung vollständig oder teilweise ausgeglichen werden. Bei unzureichendem Spontanausgleich ist bei Blutzuckerwerten über 250 mg% der Einsatz von Altinsulin in Glukoselösung erforderlich. Hochgradige Blutzuckerentgleisungen mit Werten um 600–800 mg% sind meist Insulin-refraktär und weisen auf eine schlechte Prognose hin.

## 10.7 Antibiotikaprophylaxe

Bewußtlose Schädel-Hirn-Verletzte sind unter den Bedingungen einer modernen Intensivtherapie durch Verminderung der körpereigenen Resistenz in der katabolen Stoffwechsellage und infolge iatrogener Zerstörung der natürlichen Körperfilter durch invasive diagnostische, Überwachungs- und Pflegemaßnahmen erheblich infektionsgefährdet. Dieser Situation muß durch strenge hygienische Prinzipien Rechnung getragen werden, um vor allem Kreuzinfektionen zu vermeiden. Dazu gehören die Verwendung steriler Einwegsartikel, besondere Pflege der Beatmungsgeräte, sorgsame Fußbodenhygiene usw.

Eine *Antibiotikaprophylaxe* ist indiziert bei

- offenen Schädel-Hirn-Verletzungen,
- nachgewiesener Aspiration,
- posttraumatischen Lungenkomplikationen (Kontusion, Hämato- und Pneumothorax).

Die Auswahl der verwendeten Medikamente ist von der jeweiligen epidemiologischen Situation abhängig, weshalb allgemeingültige Empfehlungen kaum gegeben werden können.

Eine Antibiotikaprophylaxe ohne strenge Indikation ist abzulehnen.

Durch ungezielte Antibiotikagaben kann z. B. die tracheobronchiale Keimbesiedlung nicht verhindert werden, es besteht aber die Gefahr einer früheren Besiedlung mit Gram-negativen Erregern und oft schwereren Krankheitsbildern.

# 11 Frühkomplikationen und Frühprognose

Neben akuten Stoffwechselentgleisungen und Schockzuständen mit Nierenversagen können bei schwer Hirnverletzten eine Reihe weiterer Frühkomplikationen auftreten, deren Frequenz mit der Dauer der Bewußtlosigkeit zunimmt.

## 11.1 Blutgerinnungsstörungen

Nach schweren Traumen kommt es nicht selten zu Störungen der Blutgerinnung mit allen Merkmalen der Verbrauchskoagulopathie. Die laborchemisch nachweisbaren Veränderungen (verlängerte Prothrombin-, Thrombin- und Thromboplastinzeit, vermehrte Rate an Fibrinabbauprodukten, herabgesetzter Fibrinwert und Thrombozytenzahl) gehen mit dem Ausmaß der Hirnschädigung parallel und stellen somit wichtige prognostische Kriterien dar. Im Falle einer notwendigen operativen Versorgung ist eine Substitutionstherapie mit Frischblut oder Frischplasma, Kryopräzipitaten oder Fibrinogen erforderlich.

## 11.2 Gastrointestinale Komplikationen

Am häufigsten treten Schleimhautläsionen und Geschwüre des Magens und Duodenums auf, die nach systematischen endoskopischen Untersuchungen bei ¾ aller schwer Hirnverletzten nachgewiesen werden können; meist handelt es sich um eine erosive Gastritis. Blutungen treten überwiegend schon innerhalb der ersten 48 Stunden auf, der Rest innerhalb der ersten Woche. Klinisch manifest werden

122

gastroduodenale Ulzera allerdings nur bei 1–4% aller Schädel-Hirn-Verletzten bzw. bei 10% der gastroskopisch nachgewiesenen Fälle. Eine sichere Zunahme unter Steroidtherapie ist nicht zu beobachten. Die Erkrankung verläuft meist symptomarm und bleibt deshalb häufig unerkannt. Hämatemesis, Blut- oder Teerstuhl oder eine manifeste Peritonitis sind häufig die ersten Symptome, die manchmal schon wenige Stunden nach dem Trauma auftreten können. Sogar eine Perforation weist nur selten die klassische Symptomatik auf. Als Warnsymptome müssen Blutdruckabfall, Absinken des Hb- und HK-Wertes sowie eine Magen-Darm-Paralyse angesehen werden.
Die Behandlung besteht bei kleineren Erosionsblutungen in Eiswasserspülung über die Magensonde, Sondenpause und häufigen Antazidagaben. Bei Perforationen ist als kleinster Eingriff die Übernähung angezeigt. Die Letalität liegt bei über 30%.
Zentral ausgelöste Atonien verlaufen im allgemeinen sehr rasch und äußern sich in geblähtem oder gespanntem Abdomen, verminderter Peristaltik, motorischer Unruhe und erschwerter Atmung infolge Zwerchfellhochstandes. Differentialdiagnostisch müssen andere akute Krankheitsbilder wie abdominelle oder retroperitoneale Blutungen, Invagination oder Volvolus ausgeschlossen werden. Die Behandlung erfolgt durch Prostigmin im Dauertropf.
Diarrhoen können bakteriell durch infizierte Nahrung oder übermäßige Fett- und Eiweißzufuhr verursacht werden. In solchen Fällen müssen die Sondenmenge reduziert und Antazida gegeben werden.
Zur Prophylaxe gastrointestinaler Komplikationen haben sich neben der allgemeinen Schockbehandlung die Magendauerableitung, konsequente Antazidagaben, Histamin-Antagonisten und der frühzeitige Einsatz der Sondenernährung bewährt.


## 11.3 Lungenkomplikationen

Frühkomplikationen von Seiten der Lunge, die fast in der Hälfte aller schweren Schädel-Hirn-Verletzungen innerhalb der ersten 12 Stunden auftreten, können verursacht werden durch

- begleitende Thoraxverletzungen,
- zentrale Hirnschädigungen,
- posttraumatische Komplikationen.

Unter den stumpfen Thoraxtraumen ist vor allem die Lungenkontusion stark pneumoniegefährdet, in ähnlicher Weise trifft dies auch auf die Schocklunge zu. Im Akutstadium schwerer Hirnverletzungen können auch typische neurogene Lungenveränderungen auftreten (Zunahme des intrapulmonalen Rechts-Links-Shunts, Störungen des Ventilations-Perfusions-Verhältnisses), gelegentlich auch ein neurogenes Lungenödem, wofür traumatische Schädigungen in der Umgebung des 3. Ventrikels (Hypothalamus und Formatio reticularis) verantwortlich gemacht werden. Die nachfolgende Störung der Gasverteilung mit vermehrter $CO_2$-Abatmung, Hypokapnie und Vasokonstriktion kann durch Verminderung der Hirnperfusion die Hirnödementwicklung begünstigen.

Auch periphere Ursachen (hypostatische und Bronchopneumonie, Atelektasen, Lungenkontusion, Überinfusion) können ähnliche Krankheitszustände auslösen. Therapeutisch sind erforderlich:

- Intubation und Beatmung,
- kontinuierliche Absaugung,
- Schockbehandlung,
- ggf. Sedierung,
- Korrektur des Säure-Basen-Haushaltes.


## 11.4 Zerebrale Fettembolie

Im Rahmen der Neurotraumatologie ist mit einer Fettembolie vor allem bei schweren gewebszertrümmernden Begleitschädigungen, insbesondere Frakturen der langen Röhrenknochen zu rechnen, wobei der traumatische Schock begünstigend wirkt. Meist kommt es nach einem freien Intervall von 2–3 Tagen zunächst zu Unruhe- und Angstzuständen, denen dann bald die charakteristischen Symptome wie Hb-Sturz, Anstieg der Pulsfrequenz, Tachypnoe, Zeichen der pulmonalen Anschoppung, Zyanose, subfebrile Temperaturen und Rechtsherzversagen folgen. Nach Passieren oder Umgehung des Lungenfilters manifestiert sich die zerebrale Fettembolie mit perivenösen Ödemen und Blutaustritten im Marklager der weißen Hirnsubstanz, Zirkulationsstörungen und ausgedehnten Zellnekrosen.

Anfangs bestehen meist auffällige psychische Symptome (Gedächtnisstörungen, Halluzinationen, Apathie bis Koma), denen neurologische Herdsymptome folgen können: Augensymptome (Pupillendifferenzen, Motilitätsstörungen), Fazialisparese, extrapyramidale
Symptome, Tonussteigerungen und zerebrale Krampfanfälle. Auch
andere Organe des großen Kreislaufs können befallen sein, insbesondere die Haut (petechiale Blutungen in Axilla, Halsregion, Kon-
junktiven), Herz, Leber, Milz, Niere und Nebenniere. Gelegentlich
tritt die fulminante Form nach kurzem oder ohne Intervall auf, wobei die rasch sich vertiefende Bewußtlosigkeit im Vordergrund steht
und schnell zum tödlichen Ausgang führt.
Die Symptome der zerebralen Fettembolie bleiben häufig unerkannt, da sie durch die Akutfolgen des Schädel-Hirn-Traumas überdeckt werden. Die Diagnose ergibt sich aus dem klinischen Bild, den
Veränderungen am Augenhintergrund (Blutungen und weiße Herde
als Ausdruck der Angiopathia retinae traumatica) und dem fluores-
zenzmikroskopischen Fettnachweis im Blut, Liquor und Urin. Röntgenologisch finden sich meist die typischen fleckigen Aufhellungen
im Thoraxbild. Differentialdiagnostisch müssen Bronchopneumonie, Commotio und Contusio cerebri sowie epi- und subdurale
Hämatome ausgeschlossen werden.
Die wirksamste Prophylaxe ist eine intensive Schocktherapie. Bei
der manifesten zerebralen Fettembolie haben sich gleichfalls die
Schockbehandlung, einige spezielle Pharmaka (z. B. Aprotinin, Heparin, EPL-Substanz), eine Hirnödembehandlung nach den üblichen Prinzipien und Sedierung am besten bewährt. Die Prognose ist
immer ernst, Todesfälle kommen vor. Bei Überlebenden können
schwere Ausfallerscheinungen zurückbleiben (Krampfleiden, orga-
nische Hirnleistungsschwäche).


## 11.5 Subdurale Hygrome


Seit der routinemäßigen Anwendung der axialen Computertomographie in der Verlaufskontrolle schwer Hirnverletzter werden bei
länger Bewußtlosen häufig subdurale Hygrome diagnostiziert. Sie
sind meist beidseits fronto-temporal lokalisiert und bilden sich unter
Verlaufskontrolle in den meisten Fällen spontan zurück. Nur bei

fehlender Spontanrückbildung und Zeichen der Raumforderung ist
eine Bohrlochtrepanation mit temporärer Drainage nach außen oder
Anlage eines Shunts in den rechten Herzvorhof oder die freie Bauch-
höhle erforderlich.


## 11.6 Frühprognose

Die Frühprognose der Schädel-Hirn-Verletzungen wird hauptsächlich geprägt durch

- Art und Ausmaß der traumatischen Hirnschädigung,
- Schweregrad der Hirnischämie.

Mitbestimmend sind ferner

- Ausprägung des neurologischen Syndroms,
- Lebensalter,
- Ausmaß der Hirnmassenverschiebung,
- Höhe des intrakraniellen Drucks,
- Begleitverletzungen,
- Intervall zwischen Trauma und definitiver Versorgung.


Bei der *Art des Traumas* ist in prognostischer Hinsicht zwischen
Kompressions- und Parenchymschädigungen zu unterscheiden. So
haben traumatische Blutungen, insbesondere das Epiduralhämatom, generell eine günstigere Prognose als ausgedehnte Hirnsub-
stanzschädigungen.
Innerhalb des neurologischen Syndroms kommen Tiefe und Dauer
der posttraumatischen *Bewußtseinsstörung* die größte Bedeutung zu.
Die Überlebenschance komatöser Patienten wird minimal, wenn der
Zustand über eine Woche anhält, wobei allerdings eine starke Altersabhängigkeit besteht: bei Komadauer über 40 Tagen und Lebensalter über 40 Jahren ist die soziale Rehabilitation des Verletzten
kaum zu erwarten.
Weitere Hinweise auf eine schlechte Prognose sind Atemstörungen,
Areflexie der Extremitäten und weite, lichtstarre Pupillen von mehr
als einer Stunde Dauer.


126

Eine beidseitige Pupillenerweiterung ohne Lichtreaktion kombiniert mit Schnappatmung werden nicht überlebt, wenn sie länger als 30–40 Minuten bestehen.

Auch Störungen der Opto- und Pupillomotorik, stark pathologische EEG-Muster, anhaltend niedriger Blutdruck und Hypoxämie sind Anzeichen einer ernsten Prognose.

Die *Altersabhängigkeit* der Prognose ist vorrangig bedingt durch sekundäre extrakranielle Störungen wie Pneumonie, Thromboembolie, Herzinfarkt, gastrointestinale Blutungen und Urämie. Nach größeren Untersuchungen gibt es zwei bedeutsame Altersgrenzen: überwiegend günstige Prognose bei unter 20jährigen (Letalität um 15%), überwiegend schlechte Prognose bei über 60jährigen (Letalität über 70%).

Auch das Ausmaß der *Mittellinienverschiebung* im Computertomogramm kann als prognostischer Hinweis gewertet werden: günstig bei unter 10 mm, ungünstig bei über 10 mm. Die *Hirndruckwerte* haben insofern prognostische Bedeutung, als anhaltend hoher Druck über 40 mm Hg kaum überlebt wird; schon bei konstanten Werten über 20 mm Hg sind die Erfolgsaussichten zweifelhaft.

Ein wesentlicher Prognosefaktor ist schließlich die Länge des Intervalls zwischen Trauma und definitiver Versorgung. Global ist bei schweren Schädel-Hirn-Verletzungen mit einer Mortalität von 40–50% zu rechnen. Häufigste Todesursachen sind

- diffuse Hirnverletzungen mit Lazerationen und Parenchymblutungen,
- rezidivierende Hämatome,
- internistische, häufig altersabhängige Komplikationen.

# 12 Hirntod und Todeszeitbestimmung

Der isolierte Hirntod (Synonyma: dissoziierter Hirntod, Partialtod des Gehirns, Status deanimatus, Coma dépassè) wird definiert als vollständiger und irreversibler Ausfall aller Hirnfunktionen bei noch erhaltener Kreislauffunktion; er ist de facto mit dem Individualtod gleichzusetzen. Dieser Zustand ist quasi als ein Kunstprodukt der modernen Intensivmedizin mit der Möglichkeit des Teilersatzes ausgefallener Organe zu betrachten. Die Fortentwicklung der apparativen Medizin und die ständige Zunahme schwerster Schädel-Hirn-Verletzungen hat auch zu einem Ansteigen derartiger Zustände geführt. Ihre Häufigkeit wird mit jährlich 45 pro 1 000 000 Einwohner geschätzt.

Entscheidender pathogenetischer Faktor ist der Hirndruck: der ansteigende intrakranielle Druck erschwert die Hirndurchblutung und führt schließlich zum zerebralen Kreislaufstillstand, wenn der Schädelinnendruck den Blutdruck übersteigt. Schon beim Absinken der zerebralen Sauerstoffzufuhr um ⅓ der Norm treten die klinischen Zeichen des Hirntodes auf. Pathologisch-anatomisch besteht das Bild einer intravitalen Autolyse des Gehirns mit massiven Hirndruckzeichen, Verflüssigung des Hirngewebes, Gefäßthrombosierung, Verlagerung nekrotischer Kleinhirnteile in den Spinalkanal und hämorrhagischer Erweichung der oberen Halsmarksegmente.

Die obligatorischen *klinischen Zeichen* des Hirntodes sind:

1. Tiefe Bewußtlosigkeit (Koma), deren Ursache bekannt sein muß (Ausschluß der Einwirkung von Narkotika, Hypnotika, Muskelrelaxantien, Tranquilizern sowie Störungen des Elektrolyt- und Säure-Basen-Haushaltes, des Blutdrucks und der Temperaturregulation);

2. Atemlähmung, die auf die Grundkrankheit zurückgeführt werden
kann. Zur Prüfung wird folgender Test empfohlen: nach Hyperventilation mit reinem Sauerstoff über 10 Minuten liegt ein Atemstillstand dann vor, wenn die Spontanatmung nicht wieder einsetzt, obwohl der arterielle $pCO_2$ 50 mm Hg übersteigt und damit die
Schwelle der Atemstimulation überschritten hat;

3. Lichtstarre Pupillen ohne Einwirkung eines Mydriatikums (maxi-
male Pupillenerweiterung muß nicht in jedem Falle vorliegen, da die
Pupillomotorik nicht ausschließlich vom N. oculomotorius abhängig
ist);

4. Ausfall der zerebral gesteuerten Motorik (Spontanbewegungen,
Muskeltonus, epileptische oder extrapyramidale Erscheinungen,
zerebral gesteuerte Reaktionen auf äußere Reize);

5. Ausfall der Hirnnerven- und Hirnstammreflexe (Husten-, Korne-
al-, Pupillen-, Ziliospinal-, okulo-zephaler und vestibulo-okulärer
Reflex, Masseter-, Fazialis-, Vestibularis-, Würgreflex; Reaktionen
auf Schmerzreize im Trigeminusbereich; reflektorische Änderung
des Pulses auf Bulbus- und Karotis-Sinus-Druck).


Fakultative Symptome des Hirntodes sind *Hypothermie* (unter 35 °C)
und *Poikilothermie* (Veränderungen der Kerntemperatur in Abhängigkeit von der Umgebungstemperatur), die spinal mitbeeinflußt
werden. Auch *Blutdruck* und *Puls* werden zum Teil extrazerebral ge-
steuert, weshalb sie zur Beurteilung der Hirnstammfunktion nicht
zuverlässig geeignet sind. Häufig wird eine *Polyurie* als Ausdruck einer Hypothalamusschädigung beobachtet, die aber unter den Bedingungen der Intensivtherapie mit ständigen Infusionen und forcierter
Diurese als Hirntodeszeichen unbrauchbar ist.
*Spinale Reflexe* können als Fremdreflexe wie tonischer Greifreflex
der Zehen, Beuge-Flucht-Reflex der Arme und Beine, Priapismus,
Kontraktion der Beckenboden- und Bauchmuskulatur oder Muskel-
eigenreflexe (Patellarsehnen-, Achillessehnen- und Bizepssehnenre-
flex) in etwa der Hälfte der Fälle erhalten bleiben oder wiederkeh-
ren, solange Körperkreislauf und Lungenfunktion erhalten bleiben
oder künstlich aufrecht erhalten werden, die Rückenmarkdurchblu-
tung sich erholt und der spinale Schock sich zurückbildet.

Auf die Todesdiagnose hat der Nachweis spinaler Reflexe keinen Einfluß.

Eine wertvolle diagnostische Ergänzung stellt die *Elektroenzephalographie* dar, die jedoch nur im Längsschnitt und zusammen mit dem klinischen Bild von Bedeutung ist. Im Falle des Hirntodes kommt es zur elektrischen Stille mit einem isoelektrischen Kurvenbild (Null-Linie). Technische Voraussetzungen sind

– artefaktfreie Ableitung,
– Verwendung eines 8-Kanal-Gerätes,
– Mitregistrierung des EKG,
– Verstärkung von 50 Mikrovolt,
– Elektrodenwiderstände von unter 20 Kilo-Ohm,
– Ableitungsdauer mindestens 30 Minuten.

Es müssen alle Zustände ausgeschlossen werden, bei denen vorübergehend die bioelektrische Hirnaktivität verschwinden kann (Intoxikationen, Hypothermie und tiefe Narkose). Bei Säuglingen und Kleinkindern muß wegen der physiologischen Unreife des Gehirns die Untersuchung nach 24 Stunden wiederholt werden, bevor der Hirntod festgestellt werden kann. Das EEG kann den Hirntod nicht beweisen, sondern nur annähernd sichern.

Hirntod liegt mit Sicherheit nicht vor, solange noch Spuren bioelektrischer Aktivitäten nachweisbar sind.

Die *zerebrale Angiographie* ist bislang die einzige Methode, durch Nachweis der fehlenden Hirnzirkulation infolge hochgradiger intrakranieller Druckerhöhung die Irreversibilität des klinisch und elektroenzephalographisch festgestellten Hirntodes zu beweisen. Zum Nachweis des Kreislaufstillstandes auch im Hirnstammbereich und wegen der Möglichkeit beidseitiger Karotisverschlüsse ist die Darstellung aller 4 Arterien (Aa. carotis und vertebralis bds.) erforderlich, am besten durch eine transfemorale Katheterangiographie. Die Untersuchung ist jedoch nur dann indiziert, wenn klinisch und elektroenzephalographisch sicherer Hirntod vorliegt und wegen ei-

130

ner geplanten Organentnahme eine möglichst frühzeitige Hirntodesdiagnose gestellt werden soll. Andernfalls würde das große Kontrastmittelangebot den entgültigen Hirntod bedeuten. Differentialdiagnostisch müssen technisch bedingte Artefakte, insbesondere bei der perkutanen Karotisangiographie (scheinbarer Internaverschluß bei zu hoher Nadellage, intramurale Fehlinjektion mit Pseudo-Stopp), Thrombosen, Embolien und arteriosklerotische Verschlüsse ausgeschlossen werden, die jedoch nicht den typischen „wasserfallartigen", sondern glatte Verschlüsse bewirken. Der zerebrale Kreislaufstillstand entwickelt sich nicht abrupt, sondern phasenhaft über mehrere Stufen:

- Strömungsverlangsamung in den kaliberreduzierten intrazerebralen Arterien (wesentliche Verlängerung der Durchblutungszeit von der ersten Arterie bis zur ersten Vene über 6 Sekunden – Normalwert 1,5–2,5 Sekunden);
- fehlende Darstellung der venösen Phase;
- rudimentäre Darstellung der Anfangsabschnitte der A. cerebri anterior, A. cerebri media und A. basilaris (die Basilarisdurchblutung kann die Durchblutung der Großhirngefäße um Stunden überdauern);
- Zirkulationsunterbrechung im Karotissiphon und der lumenverschmälerten A. basilaris (die A. ophthalmica bleibt in etwa 50% der Fälle darstellbar);
- Zirkulationsstopp in der A. carotis interna an der Schädelbasis und in der A. vertebralis am atlanto-okzipitalen Übergang;
- Zirkulationsstopp im Halsbereich.

Alle übrigen technischen Methoden wie Xenon-Clearence zur Messung der Hirndurchblutung, Bestimmung der a.-v.-Sauerstoffdifferenz, Isotopenangiographie des Augenhintergrundes, Thermographie und Impedanzmessungen haben sich wegen ihrer Fehlermöglichkeiten als nicht ausreichend sicher erwiesen. In der Vorfelddiagnostik vor der Angiographie sind allenfalls die Doppler-Sonographie der Karotiden und die Pulsationsechoenzephalographie anwendbar. Die axiale Computertomographie bringt einen ausgeprägten Hirndruckzustand gleichfalls zur Darstellung und ist somit bedingt prognostisch verwertbar, besagt aber letztlich nichts über die Reversibilität der klinischen Symptome.

Für das praktische Vorgehen zur Feststellung des Hirntodes wird folgende Verfahrensweise vorgeschlagen:

- Diagnostische Sicherung der Grundkrankheit;
- Ausschluß von Intoxikationen, Unterkühlungen, neuromuskulärer Blockade, endokriner oder metabolischer Komata;
- Feststellung der klinischen Diagnose „Hirntod" durch zwei Untersucher;
- EEG-Ableitung;
- beim Nachweis einer Null-Linie und geplanter Organentnahme erfolgt jetzt die angiographische Überprüfung der Hirnzirkulation;
- ist keine Organentnahme vorgesehen, kann auf die Angiographie verzichtet werden und der definitive Hirntod gilt nach dreimaliger EEG-Kontrolle und klinisch-neurologischer Untersuchung innerhalb der nächsten 12–24 Stunden als gesichert. Kürzere Beobachtungszeiten sind möglich bei schwerster Hirnverletzung, längere sind notwendig bei Vergiftungen, Hypothermie und unklarer Todesursache;
- als Todeszeit wird der Zeitpunkt fixiert, an dem angiographisch der Stillstand der Hirnzirkulation nachgewiesen oder durch dreimalige EEG- und klinische Untersuchung keine Zeichen einer Hirntätigkeit festgestellt wurden.

Bei festgestelltem Hirntod besteht an der Todesprognose kein Zweifel, wenn auch der Partialtod der übrigen Organe erst mit einer zeitlichen Verzögerung von Minuten bis Stunden – unter den Bedingungen der Intensivtherapie sogar bis zu Tagen – eintritt. Unter konventioneller Therapie können die obligaten klinischen Zeichen des Hirntodes (Atemlähmung, Koma, lichtstarre Pupillen, Ausfall der Hirnnerven- und Hirnstammreflexe) weiterhin als ausreichend angesehen werden, sofern eine mehrstündige Beobachtungszeit eingehalten wird. Diese beträgt ohne EEG und Angiographie bei Erwachsenen und älteren Kindern nach primärer Hirnschädigung 12 Stunden, nach sekundärer Hirnschädigung 3 Tage; bei Säuglingen und Kleinkindern bis zum zweiten Lebensjahr ist auch nach primärer Hirnschädigung eine Beobachtungszeit von 24 Stunden notwendig. Bei Intoxikationen (z. B. Barbituratvergiftungen) und Hypothermie sind noch längere Schwebezeiten zu fordern.

**Tabelle 1.** Normalwerte der wichtigsten Laborbefunde

| | |
|---|---|
| *Blutgase* | |
| aktuelles pH | 7,37–7,43 log molc. |
| $pCO_2$ | 35–45 Torr (46–60 mbar) |
| Pufferbasen | 45–50 mmol/l |
| Basenüberschuß | ±2,3 mmol/l |
| *Elektrolyte* | |
| Kalium | 4,5 mval/l (3,8–4,7) (3,8–4,7 mmol/l) |
| Natrium | 142 mval/l (137–147) (137–147 mmol/l) |
| Chlorid | 103 mval/l (95–107) (95–107 mmol/l) |
| Kalzium | 5,0 mval/l (4,2–5,8) (2,1–2,9 mmol/l) |
| anorganisches Phosphat | 2,0 mval/l (1,1 mmol/l) |
| *Liquor* | |
| Druck | 60–160 mm $H_2O$ |
| Zellzahl | bis 8/3 Zellen |
| Gesamteiweiß | bis 28 mg% (mg/l) |
| Albumine | bis 24,5 mg% (mg/l) |
| Globuline | bis 7,5 mg% (mg/l) |
| Globulin-Albumin-Quotient | 1:4 |
| Glukose | 45–80 mg% (2,49–4,44 mmol/l) |
| Chlorid | 400–470 mg% (112–131 mmol/l) |

**Tabelle 2.** Prophylaxe und Therapie des traumatischen Hirnödems

*1. Optimale Sauerstoffzufuhr*

– Freihalten der Atemwege
– bei Bewußtlosen Intubation und Hyperventilation ($pO_2$ über 100 mm Hg, $pCO_2$ um 30 mm Hg)
– Vermeiden venöser Abflußbehinderungen durch leicht erhöhte Lagerung von Kopf und Oberkörper um 30°

*2. Kombinierte Osmo-Onko-Therapie*

– Kreislaufbehandlung (Schocktherapie, Einstellung auf mittlere Blutdruckwerte)
– Überwachung und ggf. Korrektur des Elektrolyt- und Säure-Basen-Haushaltes
– hochkalorische Infusionstherapie
– Entwässerung durch Osmodiuretika in häufigen kleinen Dosen zur Beseitigung akuter Hirndruckkrisen; keine ungezielte Dauerentwässerung!

*3. Medikamentöse Therapie*

– Glukokortikoide (z. B. Dexamethason) in hoher Initialdosierung unter Zugabe von Antazida und $H_2$-Antagonisten; bei ausbleibender Wirkung kann das Präparat kurzfristig abgesetzt werden
– Furosemid ist in der Monotherapie zur schnellen Hirndrucksenkung weniger geeignet, kann aber im Bedarfsfall gut mit Steroiden und Osmotherapeutika kombiniert werden
– Barbiturate sollten wegen ihrer möglichen Nebenwirkungen nur unter den Bedingungen einer speziell ausgestatteten Intensivstation gegeben werden

*4. Zusatzmaßnahmen*

– Hypothermie und hyperbare Sauerstofftherapie haben in ihren Wirkungen bislang nicht überzeugt
– operative Druckentlastungen (externe Ventrikeldrainage, subtemporale Dekompression) sind nur in Einzelfällen beim Versagen anderer Maßnahmen indiziert

# 13 Weiterführende Literatur


1. Arfel G (1970) Problèmes électroencephalographiques de la mort. Masson et Cie., Paris
2. Baert A, Jeanmart L, Wackenheim A (1978) Clinical computer tomography. Springer, Berlin Heidelberg New York
3. Bakay L, Glasauer FE (1980) Head injury. Little-Brown, Boston
4. Bennett DR, Hughes JR, Korein J, Merlis JK, Suter C (1976) Atlas of electroencephalography in coma and cerebral death. Raven Press, New York
5. Birzle H, Bergleiter R, Kuner EH (1975) Traumatologische Röntgendiagnostik. Thieme, Stuttgart
6. Boenninghaus HG (1960) Die Behandlung der Schädelbasisbrüche. Thieme, Stuttgart
7. Bues E (1956) Formen des posttraumatischen Kopfschmerzes. Thieme, Stuttgart
8. Bushe KA, Weis KH (1982) Schädel-Hirn-Trauma. Bibliomed, Melsungen
9. Deisenhammer E, Hammer B (1976) Die intrakranielle Raumforderung in szintigraphisch-neuroradiologischer Synopsis. De Gruyter, Berlin
10. Delank HW (1970) Grundriß der Unfallneurologie. Steinkopff, Darmstadt
11. Dietz H (1970) Die frontobasale Schädelhirnverletzung. Springer, Berlin Heidelberg New York
12. Du Boulay GH, Moseley IF (1977) Computerized axial tomography in clinical practice. Springer, Berlin Heidelberg New York
13. Ehrich W, Remler O (1976) Das Kopftrauma aus augenärztlicher Sicht. Enke, Stuttgart
14. Faust CL (1972) Die psychischen Störungen nach Hirntraumen, 2. Aufl. Springer, Berlin Heidelberg New York
15. Franke K (1980) Traumatologie des Sports, 2. Aufl. Thieme, Stuttgart
16. Gerstenbrand F (1967) Das traumatische apallische Syndrom. Springer, Wien
17. Gobiet W (1979) Intensivtherapie nach Schädel-Hirn-Trauma, 2. Aufl. Springer, Berlin Heidelberg New York
18. Gurdjian ES (1975) Impact head injury: mechanic, clinical, and preventive correlations. Thomas, Springfield (Ill.)
19. Hamby WB (1966) Carotid cavernous fistulae. Thomas, Springfield (Ill.)
20. Hooper R (1969) Patterns of acute head injury. Arnold, London

21. Huber P (1964) Zerebrale Angiographie beim frischen Schädel-Hirn-Trauma. Thieme, Stuttgart
22. Juul-Jensen P (1970) Criteria of brain death of donors for transplantation. Munksgaard, Kopenhagen
23. Kecht B (1965) Die Oto-Rhino-Laryngologie bei Schädelverletzungen. Maudrich, Wien
24. Kessel FK, Guttmann L, Maurer G (1969) Neuro-Traumatologie mit Einschluß der Grenzgebiete. Bd. I Die frischen Schädel-Hirn-Verletzungen. Urban und Schwarzenberg, München
25. Kiene S, Külz J (1968) Das Schädelhirntrauma im Kindesalter. Barth, Leipzig
26. Kinzel W (1977) Der Einfluß des Alters auf Art und Grad der psychischen Spätfolgen nach Hirnkontusionen. Thieme, Stuttgart
27. Koslowski L, Richter H (1970) Das frische Schädel-Hirn-Trauma aus der Sicht des Allgemeinchirurgen. Enke, Stuttgart
28. Krayenbühl H, Yasargil M, Huber P (1979) Die zerebrale Angiographie, 3. Aufl. Thieme, Stuttgart
29. Kretschmer H (1978) Neurotraumatologie. Thieme, Stuttgart
30. Krösl W, Scherzer E (1973) Die Bestimmung des Todeszeitpunktes. Maudrich, Wien
31. Lange-Cosack H, Tepfer G (1973) Das Hirntrauma im Kindes- und Jugendalter. Springer, Berlin Heidelberg New York
32. Lanksch W, Grumme Th, Kazner E (1978) Schädelhirnverletzungen im Computertomogramm. Springer, Berlin Heidelberg New York
33. Lanksch W, Kazner E (1976) Cranial computerized tomography. Springer, Berlin Heidelberg New York
34. Mealey J (1968) Pediatric head injuries. Thomas, Springfield (Ill.)
35. Mifka P (1968) Augensymptomatik bei der frischen Schädelverletzung. De Gruyter, Berlin
36. Müller E (1982) Das traumatische Mittelhirnsyndrom und die Rehabilitation schwerer Schädelhirntraumen. Springer, Berlin Heidelberg New York
37. Noetzel H, Jerusalem F (1965) Die Hirnvenen- und Sinusthrombosen. Springer, Berlin Heidelberg New York
38. Penin H, Käufer C (1969) Der Hirntod. Thieme, Stuttgart
39. Plum F, Posner JB (1982) The diagnosis of stupor and coma, 3. ed. Davis, Philadelphia
40. Probst Ch (1971) Frontobasale Verletzungen (pathogenetische, diagnostische und therapeutische Probleme aus neurochirurgischer Sicht). Huber, Bern
41. Reding R, Lang G (1977) Schädel-Hirn-Trauma und Kombinationsverletzungen. Barth, Leipzig
42. Russell RW (1971) The traumatic amnesia. University Press, Oxford
43. Sachsenweger R (1975) Neuroophthalmologie. Thieme, Leipzig
44. Sellier K, Unterharnscheidt F (1963) Mechanik und Pathomorphologie der Hirnschäden nach stumpfer Gewalteinwirkung auf den Schädel. Springer, Berlin Heidelberg New York
45. Steinmann HW (1959) EEG und Hirntrauma. Thieme, Stuttgart

136

46. Tönnis W, Frowein RA, Loew F, Grote W, Hemmer R, Klug W, Finkemeyer H (1968) Organisation der Behandlung schwerer Schädel-Hirn-Verletzungen. Thieme, Stuttgart
47. Walsh FB, Hoyt WF (1969) Clinical neuro-ophthalmology, 3. ed. Williams and Wilkins, Baltimore
48. Wieck HH (1980) Neurotraumatologie. Thieme, Stuttgart
49. Zeidler U, Kottke S, Hundeshagen H (1975) Hirnszintigraphie – Technik und Klinik, 2. Aufl. Springer, Berlin Heidelberg New York

# Sachverzeichnis